W END

Katrin Glatz Brubakk

TAGEBUCH AUS GAZA

Der Bericht einer Kinderpsychologin über Verlust, Traumata und Hoffnung

WESTEND

Mehr über unsere Autoren und Bücher:
www.westendverlag.de

Die Deutsche Nationalbibliothek verzeichnet diese Publikation in der Deutschen Nationalbibliografie; detaillierte bibliografische Daten sind im Internet über http://dnb.d-nb.de abrufbar.

ISBN 978-3-98791-313-6
2. Auflage 2025

Umschlaggestaltung: Buchgut, Berlin
Layout und Satz: Publikations Atelier, Weiterstadt
Druck und Bindung: Friedrich Pustet GmbH & Co. KG, Regensburg
Printed in Germany

An Lars, Erlend und Emil

INHALT

VORWORT

Ich habe den Klang des Krieges gehört. Nicht in Form von Bombenexplosionen, sondern als alarmierende, rauhe Angstschreie traumatisierter Kinder. Schreie, die so durchdringend und schmerzhaft sind, als verkörperten sie das gesamte Leid Gazas. Seit über einem Jahr leben die Kinder in der Angst, zu sterben oder jemanden zu verlieren, den sie lieben. Viele von ihnen waren dem Tod bereits selbst nahe. Dieses Buch handelt von diesen Kindern, aber auch von ihren Familien und den Kolleginnen und Kollegen, die ich traf, als ich im Herbst 2024 und Winter 2025 jeweils fünf Wochen als Kinderpsychologin im Nasser-Krankenhaus in Khan Younis im Süden des Gazastreifens arbeitete. Einige von ihnen sind körperlich verletzt, andere nicht – aber sie alle sind Opfer dieses Kriegs.

Ich habe die Kraft der Hoffnung gesehen. Sie zeigt sich in sorgenfreien Momenten des Spiels und des Kinderlachens, in Kolleginnen und Kollegen, die zur Arbeit kommen, obwohl sie ihr Leben riskieren. In Menschen, die das Wenige, das sie noch haben, teilen.

Es begann mit Tagebuchnotizen, doch allmählich wuchs der Gedanke, dass die Welt von dem erfahren muss, was ich gesehen und erlebt habe. Ich möchte zeigen, was der Krieg in der Psyche der Menschen in Gaza anrichtet, unter welchem Stress sie leben, worüber sie sich Sorgen machen und wie sehr sie einander helfen wollen – vor allem dabei, die Hoffnung aufrechtzuerhalten.

Was würde mein Team zu dem Buchprojekt sagen? Und die anderen, mit denen ich eng im Krankenhaus zusammenarbeitete? Ich hatte befürchtet, sie könnten sich von mir bloßgestellt fühlen. Zu meiner Überraschung wurde das Projekt mit einhelliger Begeisterung aufgenommen. Eine meiner palästinensischen Kolleginnen war zu Tränen gerührt. »Das Buch ist so wichtig. Niemand spricht darüber, wie zerstört wir sind. Ein Haus zu verlieren oder zu hungern ist nichts im Vergleich zu dem, was das psychisch mit uns macht«, sagte sie.

Es war mir wichtig sicherzustellen, dass alle, die Teil dieses Buches wurden, im Vorfeld ausreichend informiert waren und ihre Privatsphäre gewahrt bleibt. Mein Team und andere Kolleginnen und Kollegen, die Erwähnung finden, wurden informiert, dass ich beabsichtige, über meine Zeit in Gaza ein Buch zu schreiben. Alle gaben ihr Einverständnis, dass ich auf unsere gemeinsame Arbeit und auf unsere Dialoge Bezug nehmen darf. Namentlich genannte Personen haben ihr Einverständnis gegeben und schließlich auch eine übersetzte Version der Textstellen, in denen sie erwähnt werden, gelesen. Einige stimmten zu, dass ich ihre Geschichte erzähle, wollten aber anonym bleiben, was ich natürlich respektiert habe.

Es war praktisch nicht möglich, alle Patientinnen und Patienten darüber zu informieren, dass sie Teil dieses Buchprojekts werden. Schon allein deshalb, weil ich einigen von ihnen begegnete, bevor klar war, dass ich ein Buch schreiben würde. Wo es möglich war, wurden die Patientinnen und Patienten informiert, durften den Text lesen und gaben ihr Einverständnis. Dennoch habe ich mich entschieden, alle sowie auch die Angehörigen und Familien zu anonymisieren. In einigen Fällen habe ich Details geändert oder weggelassen, die ihre Identität erkennbar hätten machen können, doch die Geschichten sind dennoch wahr. Die einzigen Ausnahmen sind Massa und Maria, bei denen eine schriftliche Genehmigung vorliegt, deren Geschichten zu erzählen und die Fotos zu drucken.

Als ich nach Norwegen zurückkehrte, baten mich die Kolleginnen und Kollegen im Nasser-Krankenhaus eindringlich, sie nicht zu vergessen. Ebenso wenig wie die Bevölkerung Gazas. Sie möchten, dass wir weiterhin über die Angst, den Schmerz und die Hoffnung sprechen, die sie ständig begleiten. Dies ist mein Beitrag dazu.

AUF DEM WEG

Trondheim, Mittwoch, 7. August 2024

Ich lege den Stift weg. Diese Briefe müssen per Hand geschrieben werden, aber ich kämpfe, die richtigen Worte zu finden. Ich habe es mehrmals versucht, durchgestrichen und wieder versucht. Jetzt läuft die Zeit bald ab. Morgen fliege ich nach Gaza.

Eigentlich ertrage ich es nicht, weiter über das nachzudenken, was ich zu Papier bringen möchte. Was sollte in einem Abschiedsbrief an die eigenen Kinder stehen, was ist wichtig? Wie formuliere ich, wie sehr ich sie liebe und dass ich trotzdem auf einen Einsatz gehe, bei dem ich sterben könnte?

Meine beiden Söhne sind es gewohnt, dass ich als Kinder- und Traumatherapeutin für Ärzte ohne Grenzen in Krisengebieten unterwegs bin. Aber diese Reise ist anders, denn es ist das erste Mal, dass ich in ein aktives Kriegsgebiet gehe. Das erste Mal, dass ich entscheiden muss, ob ich bereit bin, das Risiko einzugehen, das damit verbunden ist.

Soll ich wirklich fahren? Ich bin es ja nicht, die den Preis zahlt, wenn etwas schiefgehen sollte. Es sind sie, die ohne mich weiterleben müssten. Sie sind junge Erwachsene mit viel Potenzial und guten Voraussetzungen, sie würden ohne mich zurechtkommen. Aber soll ich riskieren, ihnen diesen Verlust aufzubürden?

Je mehr ich die Sätze zu formulieren versuche, desto mehr verspüre ich eine enorme Scham über meinen Egoismus bei diesem Projekt. Gleichzeitig tauchen die Bilder verletzter, weinender, hungernder Kinder vor meinem inneren Auge auf. Seit fast einem Jahr ist mein Feed auf Facebook und Instagram gefüllt mit Geschichten aus Gaza, das in Schutt und Asche gelegt wird. Immer mehr Kinder, die körperlich und psychisch verletzt werden. Sie brauchen unsere Hilfe. Aber bin ich diejenige, die diese Hilfe leisten sollte?

Eine Reise ins Einsatzgebiet ist immer auch eine Reise in einen anderen Seelenzustand. Mit jeder Etappe und jedem Zwischenstopp verändern sich die Perspektive und das Denken. Der Kopf stellt sich vom Alltagsleben auf das Einsatzleben um. Von der friedlichen Aussicht auf den Garten hin zu zerbombten Nachbarschaften. Ich habe das schon oft gemacht. Seit 2014 war ich auf verschiedenen Einsätzen, vom schönen Ägypten bis ins besetzte Westjordanland. Die Spezialisierung auf Psychotraumatologie hat mich immer wieder dazu bewegt, Menschen zu helfen, die Krieg, Flucht und Verlust erlebt haben und dadurch traumatisiert wurden.

Es ist kurz nach ein Uhr nachts, aber die Dunkelheit, in die ich aus meinem Arbeitszimmer hinausstarre, gibt mir keine Antworten. Normalerweise kann ich den sanften Hang hinunter zum Wasser und zur großen Ulme sehen, in der sich die Eichhörnchen jagen. Ein Ausblick, der Ruhe und Raum zum Nachdenken schenkt. Aber jetzt sehe ich nur mein eigenes Spiegelbild im Glas. Ich muss mich einfach entscheiden. Soll ich reisen oder nicht? Einmal im Einsatz, habe ich zwar das Recht, mich jederzeit zurückzuziehen, wenn ich zu viel Angst bekomme, aber bin ich erst einmal im Gazastreifen, ist eine Ausreise nicht kurzfristig möglich. Es gilt, auf die Systeme zu vertrauen und Glück zu haben. Doch ich beginne die Briefe mit »Es tut mir leid«. Denn wenn sie diese lesen, ist es, weil ich die falsche Wahl getroffen habe. Am nächsten Morgen erfährt mein Mann, wo die Briefe liegen – auch einer für ihn. Ich habe sie in einzelne Umschläge gesteckt und in einer Schublade im Büro versteckt. Jeden einzelnen Umschlag zu verschließen, war ein kleiner Schritt auf dem Weg zur Entscheidung zu reisen. Nun sind die Taschen gepackt, und die Jungs kommen in den Flur, um sich zu verabschieden. Ich muss mich auf die Zehenspitzen stellen, um sie richtig umarmen zu können.

Diese Umarmung dauert länger als normalerweise. Mein Herz ist mir schwer, aber ich habe mich entschieden. Dennoch bin ich nicht ganz bereit. Was die Kinder nicht wissen, ist, dass ich Angst habe. Todesangst, dass dies die letzte Umarmung sein könnte.

TAG 1

Donnerstag, 8. August 2024

Der einzige Weg nach Gaza führt über Israel und den Grenzübergang Kerem Schalom. Unsere Route dorthin geht über Amman in Jordanien, wo ich nach einer siebenstündigen Verspätung in Istanbul und einer langen Nacht auf dem Boden des dortigen Flughafens angekommen bin. Das Bett im Hotel in Amman ist herrlich weich, aber ich kann es nicht lange genießen.

Um vier Uhr klingelt der Wecker, und nach einer Katzenwäsche gehe ich in die Lobby, um die drei Kolleginnen zu treffen, die ebenfalls an diesem Tag nach Gaza reisen. Sie werden in anderen Krankenhäusern arbeiten, aber andere Einsatzkräfte zu treffen, ist fast wie alte Bekannte zu sehen. Wir haben die gleiche Entscheidung getroffen, die Familie zu verlassen, und die gleiche Motivation, hier zu sein. Zusammen brechen wir auf zur zweistündigen Busfahrt zur jordanisch-israelischen Grenze, bevor wir nach der Gepäck- und Passkontrolle durch Israel weiterreisen und den Grenzübergang zum Gazastreifen erreichen. An der Bushaltestelle sieht man Logos großer und kleiner Hilfsorganisationen auf Jacken und Rucksäcken, denn dies ist der Weg für alle, die helfen wollen. Der Mann, der den Transport organisiert, überprüft, dass jeder noch einmal auf die Toilette geht, aber das ist eigentlich völlig unnötig. Wir haben die Anweisungen gelesen, möglichst wenig zu trinken und vorzugsweise nichts zu essen, da die Möglichkeit, unterwegs eine Toilette zu nutzen, bis zur Ankunft am Nachmittag praktisch nicht vorhanden ist.

Das Gefühl, dass wir uns einem Kriegsgebiet nähern, kommt mit aller Macht, als der Bus den letzten Grenzposten verlässt. Ein heftiger Bombenschlag schreckt mich auf, denn ich bin völlig unvorbereitet. Sind wir nicht noch außerhalb des Kriegsgebiets? Es stellt sich heraus, dass dies nicht nur ein Grenzübergang ist, sondern auch ein Abschussgebiet, von dem aus einige von Israels Panzern feuern. Wir können sie nicht sehen, aber es kracht laut, wenn sie ihre Raketen abschießen. Die Mitglieder der Gruppe, die schon mal hier waren, beruhigen uns Neulinge, dass dies völlig ungefährlich sei und wir uns bald daran gewöhnen würden.

Der letzte Stopp vor dem Krieg fühlt sich wie ein Labyrinth mit hohen Betonmauern an. Der Bus schwenkt zu einem offenen Platz mit nicht viel mehr als zwei stinkenden Festival-Toiletten und ein paar jungen Soldaten mit Maschinengewehren über den Schultern. Acht weiße gepanzerte Fahrzeuge mit große UN-Logos sind entlang einer Betonmauer geparkt. Diese Fahrzeuge bringen uns hinein in den Gazastreifen. Was sich hinter diesen Mauern befindet, ist unmöglich zu sehen.

Niemand darf den Bus verlassen, bevor wir den verschiedenen Fahrzeugen zugewiesen worden sind und eine strenge Anweisung erhalten haben, diese nie zu verlassen, es sei denn, wir werden ausdrücklich dazu aufgefordert. Türen müssen stets verriegelt und Fenster geschlossen sein. Niemand sagt, dass dieser Abschnitt der Route gefährlich ist, aber die Stimmung spricht für sich. Diesen Anweisungen folgt man strikt. Ich denke an unsere sechs palästinensischen Kolleginnen und Kollegen, die bis jetzt in diesem Krieg ihr Leben verloren haben.[1] Ganz ungefährlich wird dieser Einsatz nicht sein. Aber jetzt gibt es kein Zurück mehr.

Zum dritten Mal laden wir unsere Taschen aus dem Bus und tragen sie in Richtung der Fahrzeugreihe. In einem gepanzerten Fahrzeug ist nicht viel Platz für Gepäck, aber nach einigem Drücken und Stapeln gelingt es uns, die Heckklappe zu schließen. Die Fahrer überprüfen noch einmal die Listen, wer in welchem

---

1 Inzwischen sind bereits elf meiner palästinensischen Kolleginnen und Kollegen in diesem Krieg ums Leben gekommen.

Fahrzeug sitzen soll, und melden dies dem Teamleiter, nachdem alle Namen aufgerufen worden sind.

Ich klettere auf den Vordersitz und schließe die schwere Tür. Der Fahrer neben mir legt die schusssichere Weste und den hellblauen UN-Helm an, und damit sind wir bereit zur Abfahrt. Eigentlich hätten auch wir alle Westen tragen sollen, aber der erfahrene Fahrer bemerkt trocken, dass es ohnehin vorbei ist, wenn Sprengstoff durch diese Fahrzeuge dringt. Ich bin mir nicht sicher, ob das beruhigend ist oder nicht, aber ich wiederhole mein Mantra: Ich entscheide mich, daran zu glauben, dass alles gut gehen wird.

Vor der Abfahrt wird noch die Funkverbindung getestet, indem alle acht Fahrzeuge melden, dass sie bereit und dass alle Türen und Fenster geschlossen sind. Erst dann gibt der Fahrer des ersten Fahrzeugs das Startsignal. Nichts wird dem Zufall überlassen.

Die Kolonne setzt sich langsam in Bewegung. Ein riesiges Eisentor öffnet sich langsam und lässt uns hinaus, vorbei an den hohen Mauern. Draußen gibt es nicht viel zu sehen außer Wüstenlandschaft, und wir passieren mehrere Reihen Stacheldrahtrollen, hohe Zäune und unzählige Kameras. Jetzt sind wir im Gazastreifen. Gleich hinter den vielen Grenzzäunen und Stacheldrahtrollen liegt ein gut bewachtes Lager, in dem die wenigen Hilfsgüter, die hereingelassen werden, umgeladen werden. Es gibt keine Gebäude hier, nur Wellblechdächer über Teilen des Gebiets, wo Mehl und Reis gelagert werden. Die ehemalige Straße ist völlig zerstört, aber die Jeeps schaffen es gut durch den Wüstensand. Wir holpern vor und zurück im Takt der Sandhügel und Bombenruinen, die wir überwinden müssen.

Niemand sagt ein Wort. Ich merke, dass meine Schultern vor Anspannung hochgezogen sind, während ich versuche, das zu verarbeiten, was ich durch die schmutzigen Fenster wahrnehme. Es ist anders als alles, was ich je gesehen habe, und ich kämpfe damit, die Eindrücke zu sortieren und zu verstehen, was ich tatsächlich sehe. Der Ingenieur auf dem Rücksitz ist auf seinem vierten

Einsatz und meint, alles schon gesehen zu haben. Er blickt meist auf sein Telefon und wirkt äußerlich völlig ruhig. Ob er innerlich genauso ruhig ist, weiß ich nicht. Gewöhnt man sich jemals wirklich an Krieg?

Wie ein kleiner Zug mit acht Wagen bewegen wir uns langsam durch eine unbekannte, ungewohnte und unwirkliche Landschaft. Ich habe die Verwüstungen gesehen, als ich nach dem großen Erdbeben im Februar 2023 in der Türkei gearbeitet hatte. Dort waren Häuser eingestürzt, Straßen aufgerissen und ganze Städte dem Erdboden gleich. Aber dies hier ist anders. Es ist, als würde man in einen grobkörnigen Schwarz-Weiß-Film eintreten, in dem nichts wiedererkennbar ist. Der Boden hat einen besonderen tiefen, matten Grauton, den ich auf keiner Farbkarte je gesehen habe.

Auf etwa dem ersten Kilometer ist absolut nichts mehr vorhanden. Keine Häuser. Nicht einmal Trümmerhaufen. Alles ist pulverisiert. Keine Pflanzen oder Bäume. Keine Nuancen und keine Bewegung, abgesehen von unseren Fahrzeugen und ein paar Lastwagen mit Soldaten. Es ist nur dunkelgrau und völlig, völlig tot.

Der Fahrer hält die ganze Zeit das Funkgerät fest in der Hand, den Blick wie festgefroren auf die Reifenspuren vor uns gerichtet. Er fährt diese Strecke ein paar Mal pro Woche, aber hier ist nichts vorhersehbar, also ist er sichtlich wachsam. Während er das Gelände scannt, beginnt er zu erzählen, wo oft Straßensperren aufgebaut werden und in welchen Ruinen Plünderer hausen. Es wimmelt nur so von Waffen unter der Zivilbevölkerung, und einige versuchen, sich durch das Plündern von Hilfsgütern, die hereinkommen, ein Einkommen zu verschaffen. Ich denke an die fünf Liter Shampoo und Seife in meiner Tasche. Sie könnten auf dem Schwarzmarkt teuer verkauft werden und sind wegen der Knappheit eine lukrative Ware. Selbstverständlich habe ich vor, sie mit meinen Kolleginnen und Kollegen zu teilen, aber auch, wenn es nur um meinen eigenen Bedarf ginge, wäre es für mich schwierig, fünf Wochen ohne Haarwäsche auszukommen. Der

Gedanke macht mich sofort verlegen. Wir fahren in ein aktives Kriegsgebiet, aber es braucht wohl mehr als Bomben, um die Eitelkeit ganz loszulassen.

Nach einer Weile tauchen die Überreste des internationalen Flughafens Jassir Arafat auf der linken Seite des Fahrzeugs auf. Er ist seit 2001/2002 nicht mehr in Betrieb, und jetzt sind die meisten Gebäude völlig zerstört. Drei der Bögen hängen schwer über den Säulen, die einst emporragten; der Rest ist pulverisiert. Eine Straßensperre mitten in den Spuren der vorherigen Kolonne zwingt uns, in die Sanddünen auszuweichen. Eine Gruppe Männer mit schweren Metallstangen in den Händen steht außerhalb der Ruinen dessen, was einmal ein Wohnblock gewesen sein könnte. Zum Glück sind sie nicht hinter uns her. Sie warten auf die Lastwagen mit Hilfsgütern, die später am Tag ankommen. Niemand weiß, was sie heute erbeuten werden, aber es wird sich gut verkaufen lassen, da alles knapp ist.

Während wir uns langsam vorwärtsbewegen, gehen die Spuren in den Sanddünen in Straßen über, und es tauchen einige Häuser auf. Die meisten sind von Bomben und Kugeln beschädigt, doch trotzdem ist alles etwas vertrauter. Es gibt auch etwas Leben; Kinder tragen Wasserkanister, und ein Jugendlicher fährt auf einem klapprigen Fahrrad ohne Sattel. Wir nähern uns dem Stadtrand von Khan Younis.

»Achtung – eine große Menschenmenge ist vor uns«, knarzt es über das Funkgerät des ersten Fahrzeugs. Und plötzlich wird die Kolonne, in der wir uns befinden, geteilt. Die Fahrzeuge an der Spitze sind in eine Menge von Tausenden Menschen hineingefahren. Für genau diese Stadt im Süden von Gaza wurde heute eine neue Evakuierungsanordnung erlassen. Unsere Route führt durch die Stadt und weiter zu der Küste Gazas. Die angekündigte Fahrt von maximal einer Stunde von der Grenze bis zum UN-Hauptquartier wird dadurch erheblich länger dauern.

Der Fahrer ist nicht gestresst, dass es langsam vorangeht. Ihm ist wichtig, die Kolonne zusammenzuhalten. Etwa alle 10 bis

20 Sekunden kommen neue Updates von den anderen Fahrzeugen.

»V1 hat Sicht auf V2 und V3«, knarzt es über das Funkgerät.

Das bedeutet, dass die ersten drei Fahrzeuge zusammen sind. Doch es entsteht eine Lücke. Wir sind in Fahrzeug V8 und ganz hinten. Unser Fahrer gibt Gas, um zu verhindern, dass sich ein Pferdewagen zwischen uns und Fahrzeug V7 schiebt. Er fährt so dicht auf das Fahrzeug vor uns auf, dass die Stoßfänger regelmäßig aneinanderstoßen. »Wir verlieren die vor uns, wenn ich jemanden zwischen die Fahrzeuge lasse«, erklärt er den ungewöhnlichen Fahrstil. Es geht sowieso nicht schneller als ein paar Kilometer pro Stunde, und die Fahrzeuge sind bereits ziemlich verbeult.

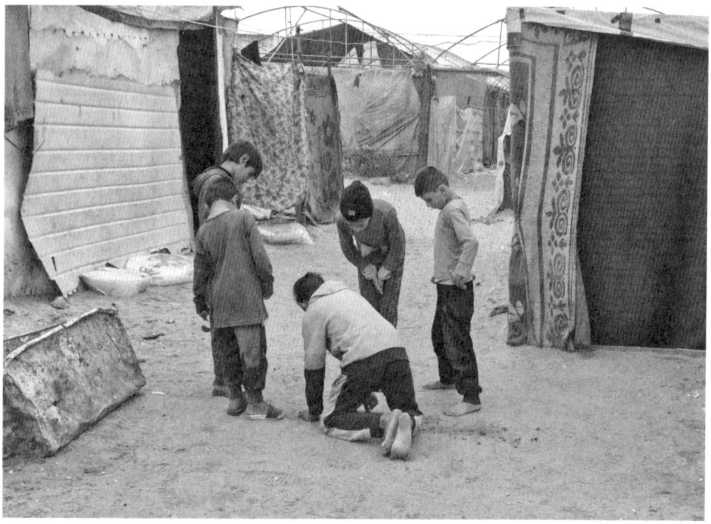

Selten Momente des Spiels. © Glatz Brubakk

Plötzlich klopft es an mein Seitenfenster. Ich schaue direkt in ein freches Gesicht – ein Junge von zehn oder zwölf Jahren. Er ist auf das Trittbrett an der Seite des Jeeps gesprungen und bekommt so eine kostenlose Mitfahrgelegenheit. Der Junge grinst von einem

Ohr zum anderen und hält zwei Finger an den Mund, um zu signalisieren: »Gib mir eine Zigarette.«

Ich hebe beide Hände, um ihm zu zeigen, dass ich nichts zu geben habe. Ich rauche nicht, aber hätte ich Zigaretten, würde ich ihm auch keine geben können. Zu einem Teil, weil er ein Kind ist, aber hauptsächlich, weil wir strikte Anweisungen haben, die Fenster nicht zu öffnen. Außerdem ist es so gut wie unmöglich, in Gaza an Tabakwaren zu kommen. Es ist verboten, sie zu importieren, und die Nachfrage nach Zigaretten ist so groß, dass, wenn dieser Junge eine bekäme, entweder ein Streit ausbrechen oder das Fahrzeug von Kindern und Erwachsenen überfallen würde, die auch eine möchten.

Als der Junge schließlich versteht, dass er mit seinem Betteln keinen Erfolg hat, bittet er um Wasser. Die Wasserflasche habe ich gut sichtbar in meinem Schoß liegen, also kann ich diesmal nicht sagen, dass ich nichts habe. Aber auch diese kann ich ihm nicht geben, aus den gleichen Gründen.

Es gibt nicht viel zu tun, wenn man in Zelten oder auf der Straße lebt. Die Kinder greifen daher begierig jede Aktivität auf, die die Monotonie unterbrechen kann. Der kleine Frechdachs bekommt schnell Gesellschaft von anderen Jungen im selben Alter, die einfach nur eine Pause von der Langeweile wollen und etwas Spaß haben möchten. Immer mehr Jungen klammern sich an die Seite unseres Fahrzeugs. Einige stehen auf der Stoßstange hinten, und einer hat es sogar bis aufs Dach geschafft. Dass wir signalisieren, dass es jetzt genug ist, hält sie nicht auf. Sie klammern sich fest und klopfen weiter ans Fenster, um irgendwie Kontakt herzustellen. Als sie keinen Erfolg haben, springen einige von ihnen ab und rennen zum nächsten Fahrzeug in der Kolonne weiter.

»Es ist am besten, ihnen keine Beachtung zu schenken. Dann geben sie irgendwann auf«, sagt der Fahrer.

Wir beschließen, das zu versuchen. Geradeaus zu starren, während Kinder, die hungrig nach Aktivität und vielleicht auch nach positiver Zuwendung sind, an dein Fenster klopfen, fühlt sich sehr unnatürlich an. Aber es ist einfach zu gefährlich, sie an der Seite des Fahrzeugs hängen zu lassen wie kleine Putzerfische an einem Wal.

Zum Glück hilft die neue Strategie. Nach einer Weile geben die Jungen auf und reihen sich in den Zug von Menschen auf den Straßen ein. Wohin sie gehen, weiß vermutlich niemand genau. Wo der Boden nicht von Schutt und verbogenen Stahlteilen bedeckt ist, stehen dicht gedrängt selbst gebaute Behausungen mit Planen oder Wolldecken als Dach. Der Gazastreifen ist seit Langem eines der am dichtesten besiedelten Gebiete der Welt. Jetzt sind die Menschen auf einen noch schmaleren Streifen Land zusammengedrängt.

Langsam schlängeln wir uns zwischen der Menschenmenge und zerstörten Häusern hindurch. An einigen Stellen sind die Schutt- und Betonhaufen wie hohe Wände entlang der schmalen Straße aufgeschichtet. Eigentlich ist weder Platz für die Fahrzeuge noch für all die Menschen, die erneut flüchten müssen. Wir fahren an Eselkarren vorbei, auf denen acht bis zehn Matratzen gestapelt sind; obendrauf sitzen die Großmütter und die Kinder, die nicht mehr laufen können. Daneben und zu Fuß ein kleines Mädchen, kaum vier Jahre alt, es trägt die drei großen Kochtöpfe der Familie. Eine ältere Dame balanciert ein Bündel Kleidung auf dem Kopf, während sie versucht, zwischen Betontrümmern und dem, was einmal ein Zuhause war, einen sicheren Schritt zu finden. Langsam, ganz langsam schlängeln auch sie sich weg von der Bombendrohung, die über uns allen hängt.

Als wir nach mehreren Stunden endlich das UN-Hauptquartier im Gazastreifen erreichen, stehen dort zwei Fahrzeuge von Ärzte ohne Grenzen, um uns das letzte Stück zu unserem Wohnort zu fahren. Unsere Basis befindet sich in der sogenannten humanitären Zone westlich von Khan Younis, in einem Gebiet namens Al-Mawasi. Die Zone liegt direkt an der Küste und umfasst etwa elf Prozent des Gazastreifens. Hier sollen die Menschen Zuflucht vor Bomben und Raketen finden können.

Zum letzten Mal ziehe ich die viel zu schwere Tasche aus dem Fahrzeug und verlade sie in das nächste. Diesmal setze ich mich auf den Rücksitz und bin froh, dass ich nicht viel sprechen muss. Mein T-Shirt ist durchgeschwitzt, und ich bin erschöpft von der langen Reise. Obwohl ich eigentlich so viel wie möglich von dem, was wir passieren, mitbekommen möchte, fliegt die Landschaft draußen wie eine unscharfe Kulisse an mir vorbei, während ich versuche zu begreifen, dass ich tatsächlich in einer Kriegszone bin.

Spät am Nachmittag kommen wir endlich an. Das Haus, in dem wir wohnen werden, ist durch eine mehrere Meter hohe Mauer und ein massives, graues Metalltor gesichert. Ein großes Banner mit dem Logo von Ärzte ohne Grenzen ist über das Tor gespannt, um deutlich zu zeigen, wer hier wohnt. Das ist meist das Erste, was wir bei einem neuen Projekt anbringen. Das Logo soll eine gewisse Schutzwirkung gegen Angriffe haben, aber weltweit sehen wir, dass die Regeln des Völkerrechts, nach denen medizinische Einrichtungen und Personal sicher vor Angriffen sein müssen, zunehmend weniger respektiert werden. Schließlich helfen wir nicht nur medizinisch, sondern erzählen der Welt auch von dem, was wir sehen. Das ist längst nicht immer im Interesse von Kriegsparteien.

Der Fahrer muss sein gesamtes Körpergewicht gegen das große Metalltor werfen, um es aufzuschieben. Das Fahrzeug rollt hinein, und zuerst sehen wir – ein Schwimmbecken. Für einen kurzen Moment hoffe ich, mich dort nach diesem extrem heißen Tag abkühlen zu können. Doch im Becken sind Hunderte von Wasserbehältern gelagert, die verteilt werden sollen. Das ist besser so. Der Gedanke, hier zu baden, hatte sowieso einen bitteren Beigeschmack.

Zwischen Haus und Pool befindet sich eine Fläche mit abgenutztem Kunstrasen, und am Rand stehen braune und graue Betonbänke, die erfolglos Holz imitieren sollen. Dahinter eine Reihe grüner Dattelpalmen. Das Gestell, das früher Schaukeln hielt, ist stark verrostet, und die Farben des Metallsonnenschirms sind von der Sonne ausgebleicht. Dies war einmal ein »Beach Chalet« – ein Strandhaus, das man mieten konnte, um mit der Großfamilie zusammenzukommen, zu kochen und einen schönen Tag zu verbringen. Eine lokale Version von »all inclusive«. Noch bevor dieser Krieg begann, wurde Gaza oft als das größte Freiluftgefängnis der Welt bezeichnet, da die Möglichkeiten zur Ausreise stark begrenzt waren. Ein Ausflug zu einem Chalet war wie eine Mini-Pauschalreise im eigenen Land.

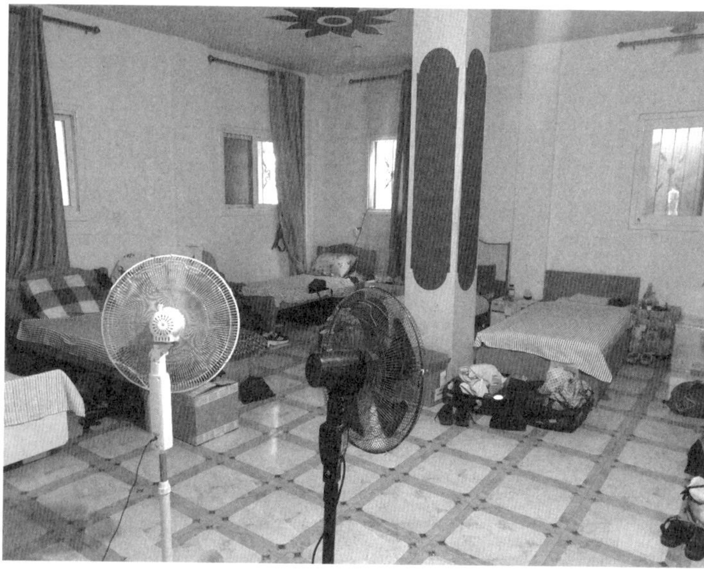

Unsere Basis im ehemaligen Strandhaus. © Glatz Brubakk

Dieses Chalet ist bereits seit einiger Zeit nicht mehr in Betrieb, und jetzt gibt es hier keine Spur von Urlaubsstimmung. Im Esszimmer stehen fünf einfache Betten, die als Schlafraum für die Männer dienen, im Wohnzimmer stehen sechs Betten für uns Frauen. An einer Wand stapeln sich Kisten mit Wasser, Keksen, Trockenproviant und Toilettenpapier bis zur Decke. Sollten die Bombenangriffe zu nah kommen, können wir hier bis zu zwei

Wochen lang durchhalten. Mit elf Personen wird es eng werden, aber wir müssen auf alles vorbereitet sein.

Kaum habe ich meine Tasche abgestellt, beginnt die tägliche Sicherheitsbesprechung. Hier wird zusammengefasst, wo die Bomben, Schusswechsel und Raketenangriffe an diesem Tag stattgefunden haben und ob dies unsere Aktivitäten im Krankenhaus beeinträchtigt. All das geschieht, während das Brummen von Überwachungsdrohnen über uns zu hören ist.

»Hier werde ich wohnen. Die Reise verlief gut, und ich bin sicher angekommen«, schreibe ich unter das Bild, das ich in die Familiengruppe im Messenger schicke. Ich bekomme drei Herzen zurück.

TAG 2

Freitag, 9. August 2024

Ich wache von dumpfen Donnergeräuschen und dem gleichmäßigen Summen von Drohnen auf. Letzteres ist mir wohlbekannt nach einem Einsatz im Westjordanland Anfang dieses Jahres. Dort kündigte das Geräusch an, dass ein Angriff bevorstand, und signalisierte, dass wir abends drinnen bleiben sollten. Hier, so erfuhr ich, ist dieses Geräusch kontinuierlich präsent. Manchmal leise im Hintergrund wie ein Moskito, manchmal so laut und eindringlich, dass Schlaf kaum möglich ist.

Es ist Freitag, der einzige freie Tag der Woche. Wenn es nach mir ginge, würde ich direkt ins Krankenhaus gehen und mit der Arbeit beginnen. Zeit fühlt sich besonders wertvoll an, wenn ich mich schon mal entschieden habe hierherzukommen. Aber mein Team braucht auch eine Pause, also bleibt mir nichts anderes übrig, als zur Ruhe zu kommen und mich anhand von Notizen und Gesprächen mit Kolleginnen und Kollegen, die schon länger hier sind, mit dem Projekt vertraut zu machen. Jeder im internationalen Team hat ganz konkrete Verantwortungsbereiche, und wir leiten jeweils ein Team von einheimischen Mitarbeiterinnen und Mitarbeitern. Mein Verantwortungsbereich ist naturgemäß das psychosoziale Team, das aus Psychologinnen und Psychologen, Beratenden und Sozialarbeiterinnen und -arbeitern besteht. Obwohl wir eine medizinische Organisation sind, sind wir als medizinisches Personal tatsächlich in der Minderheit im internationalen Team. Wir benötigen Logistiker, die sicherstellen, dass die benötigte Ausrüstung beschafft und am richtigen Ort ist. Sie leiten auch das Team der Fahrer. In den meisten Projekten gibt es nicht so viele davon, aber hier ist es eine kleine Armee, die im Schichtdienst arbeitet, damit wir im Notfall schnell evakuiert werden können. Die Fahrer bringen uns tagsüber auch ins Krankenhaus und zu Meetings mit anderen Organisationen. Das »WatSan«-Team arbeitet mit der Wasserversorung und Abwasserbeseitigung. Besonders in Krisen- und Kriegsgebieten stellt dieses Team sicher, dass die Menschen Zugang zu Trinkwasser haben und dass die sanitären Anlagen – so einfach sie auch sein mögen – nicht zur Verbreitung von Krankheiten beitragen. Der Projektleiter muss den Überblick über alles behalten, strategische Entscheidungen treffen und die Verantwortung für die Sicherheit des gesamten Teams tragen, während die medizinische Teamleiterin die Verantwortung für die medizinischen Aktivitäten im Krankenhaus hat. Die Apothekerin verwaltet unser riesiges Apothekenlager in einem Zelt im Hinterhof, und die beiden Pflegefachfrauen leiten das Team der vielen Pflegekräfte, die auf unseren Krankenhausstationen arbeiten. Insgesamt bestehen unsere Teams aus mehr als 200 einheimischen Mitarbeiterinnen und Mitarbeitern, die das Herzstück unserer Arbeit bilden. Ohne sie würde das Nasser-Krankenhaus stillstehen.

Die Logistikleiterin ist eine energische und effiziente Frau. Sie scheint schon lange wach zu sein und lächelt über mein verschlafenes Gesicht. Ich bin ein ausgesprochener Nachtmensch, aber im Einsatz sind wir immer früh auf den Beinen. Die Logistikleiterin sitzt auf dem Rand eines alten Außengrills mit einer großen Tasse Kaffee. Fünf halbwüchsige Kätzchen huschen um ihre Beine; sie erzählt, dass sie in einem Karton im Apothekenzelt im Hinterhof geboren wurden. Jetzt sind auch sie bereit für ihre erste Mahlzeit des Tages. Ein lokaler Restaurantbesitzer wurde engagiert, um Frühstück und Abendessen für uns zuzubereiten, da unsere Küche aus nicht viel mehr als einem kaputten Gasherd besteht. Eine isolierte Plastikbox, ursprünglich für Impfstoffe gedacht, dient als eine Art Kühlschrank, aber sie fasst hauptsächlich Schokolade, die andere und ich mitgebracht haben – sie ist komplett deformiert von der Hitze.

Ich verbringe den Tag damit, von einem Briefing zum nächsten zu gehen, um zu verstehen, was die anderen im Team machen und wie ihre Arbeit mit meiner verflochten ist. Solche Briefings sind entscheidend, damit wir effektiv zusammenarbeiten können, aber auch, damit ich die Arbeitsbedingungen verstehe, was möglich ist und was nicht und worauf ich in Bezug auf die Sicherheit achten muss. Ärzte ohne Grenzen schickt seit über 50 Jahren Helferinnen und Helfer in Kriegsgebiete und verfügt über sehr gute Sicherheitsprotokolle. Hier in Gaza ist es eigentlich ziemlich einfach: Begib dich ohne Begleitung eines Wachmanns niemals außerhalb der Mauern, trage immer die weiße Weste von Ärzte ohne Grenzen und verlasse die Straße nie für mehr als maximal 50 Meter. Zur Arbeit und zurück fahren wir immer mit dem Auto. Durch frühere Einsätze bin ich schon geübt darin, immer den Sicherheitsanweisungen zu folgen, selbst wenn ich anderer Meinung sein sollte. Diskussionen können im Anschluss stattfinden, aber nie während einer akuten Situation oder wenn ein Befehl zur Evakuierung erteilt wird. Obwohl ich eigentlich nicht besonders autoritätshörig bin – was die Sicherheitsprotokolle betrifft, bin ich wie ein gut trainierter Border Collie – wenn das Kommando kommt, gehorche ich.

»Ich bringe dir ein ›Hemorrhage Kit‹«, sagt meine japanische Kollegin, die Apothekerin, freundlich, während ich mich über meine Tasche beuge und versuche, ein System zu schaffen, damit ich den Überblick über meine Sachen behalte.

»Kennst du das? Es enthält alles, was du brauchst, um große Blutungen zu stoppen. Zum Beispiel, wenn du ein Bein verlierst«, sagt sie und führt ihre Hand quer über den Oberschenkel, um sicherzugehen, dass ich die Botschaft verstehe. Ja, ich kenne diese Kits, also müssen wir nur überprüfen, ob alles vorhanden ist, bevor ich das Set zusammenrolle und die kleine Tasche in meinen Rucksack stecke. Von nun an werde ich sie überallhin mitnehmen, wo ich in den nächsten fünf Wochen hingehe.

Der Schlafsaal der Frauen ist auch der »Hibernation Room«, also der Sicherheitsraum, des gesamten Teams – der Raum, in dem wir uns einschließen sollen, um in Sicherheit zu sein, falls Bombenangriffe zu nah kommen. Die Tür dorthin wurde durch eine schwere Platte aus dunkelbraunem Metall mit goldfarbener Verzierung ersetzt, die sich schwer gegen den Rahmen lehnt. War sie vielleicht einmal ein Tor in einer Mauer? Jetzt jedenfalls scheint sie einfach das zu sein, was am besten als Tür zum Sicherheitsraum funktioniert. Vor die Fenster sind zwei separate Schichten aus Holzfaserplatten genagelt. Die sandwichartige Konstruktion soll die Druckwelle einer Bombe abfangen. Das Glas selbst wurde zur Seite geschoben, damit wir nicht von Glassplittern getroffen werden, wenn es in der Nähe einschlägt. All diese Sicherheitsmaßnahmen werden so selbstverständlich präsentiert, dass sie eine beruhigende Wirkung auf mich haben. Nicht, weil das Haus gesichert ist und man davon ausgeht, dass wir überleben, wenn wir einen Arm oder ein Bein verlieren sollten, sondern weil alle vermitteln, dass dies nur Vorsichtsmaßnahmen sind. Sie glauben wie ich, dass wir sie nicht brauchen werden.

TAG 3

Samstag, 10. August 2024

»Seid ihr bereit zu gehen?« Der medizinische Teamleiter ist ungeduldig und möchte gerne ins Krankenhaus aufbrechen.

»Wer wird uns heute fahren?« Die Autos sind startklar, aber es herrscht etwas Verwirrung darüber, welcher Fahrer die Aufgabe übernehmen soll, also diskutieren sie kurz untereinander. Einer schlendert herüber und deutet auf das Fahrzeug, das wir nutzen sollen. Türen, Motorhaube und Dach sind mit dem Logo von Ärzte ohne Grenzen bemalt, sowohl in lateinischer als auch in arabischer Schrift, auf Englisch und Arabisch. Auch auf der Straße ist Sichtbarkeit ein Teil der Sicherheitsvorkehrungen, damit wir nicht von Schüssen oder Raketen getroffen werden. Eine weitere Maßnahme besteht darin, dass alle Kriegsparteien informiert wurden, wo wir wohnen, welche Route wir zum Krankenhaus und zurück nehmen und wann wir unterwegs sind. Der Fahrer überprüft, ob die Türen verriegelt sind, aber die Fenster sollen offen sein. So versuchen wir zu signalisieren, dass wir für die lokale Bevölkerung zugänglich sind. Da die Fahrzeuge kein schusssicheres Glas haben, verhindern wir auch, dass wir im Fall einer Explosion von Glassplittern getroffen würden. Ich spüre eine zusätzliche Anspannung, als das große Eisentor zur Seite geschoben wird und das Auto auf die Straße hinausfährt. Sie führt durch die Siedlung mit den improvisierten Behausungen die zur neuen Lebensrealität der Palästinenserinnen und Palästinenser geworden sind.

Am Tag zuvor habe ich versucht, mir einen Überblick über die Gegend, in der wir wohnen, zu verschaffen. Aber von dem schmalen Balkon aus, der knapp über die Mauern des Gartens hinausragt, sieht man nicht viel außer einem Meer aus selbst gebauten Behausungen. Teppiche, Bettwäsche, alte Gardinen und Planen bilden Dächer und Wände, und aus der Ferne sieht es aus wie ein psychedelischer Flickenteppich. Beim Blick aus dem Fahrzeug bekommt man einen tieferen Eindruck. Alles, was ich sehe, ist von einer dicken Staubschicht bedeckt. Der Geruch von frisch aufgebrühtem Kaffee mischt sich mit dem von Eselsmist und Müll, und die feuchte Luft, die mit aufgewirbeltem Sand vermischt ist, fühlt sich ungewohnt auf der Haut an. Kinder rufen einander und uns zu, Wasserverkäufer schreien laut in dem Versuch, den Lärm zu übertönen, und im Hintergrund heulen die Sirenen der Rettungswagen. Ich sehe Eselkarren, Verkaufsstände, Schrottplätze und Kinder, die Gebäck verkaufen. Es sind so viele Eindrücke, dass es mir schwerfällt, einen Überblick über meinen neuen Arbeitsweg zu gewinnen. Aber vieles erinnert mich sofort an die Bedingungen, die ich im Flüchtlingslager Moria auf der griechischen Insel Lesbos gesehen habe. 13-mal habe ich dort unter teilweise schrecklichen Bedingungen gearbeitet. Zwar mussten wir in Moria keine Bomben fürchten, aber das Elend war ähnlich. Auch dort lebten die Menschen in selbst gebauten Zelten mit Planen oder Decken als Dach, und sie schliefen auf Pappkartons, weil es an Matratzen fehlte. Dass mir diese Eindrücke nicht ganz fremd sind, wirkt beruhigend auf mich, denn so denke ich, dass ich der Situation gewachsen bin.

Das Nasser-Krankenhaus, in dem ich arbeiten werde, besteht aus vielen verschiedenen Gebäuden. Einst war es das größte Krankenhaus im südlichen Teil des Gazastreifens. Heute ist es nach einem Angriff im Februar nur noch teilweise in Betrieb. Damals musste das Krankenhaus evakuiert werden, nachdem es beschossen worden war und Soldaten das Gebäude durchsucht und besetzt haben. Glücklicherweise können auf den Stationen, die am wenigsten zerstört wurden, wieder Patientinnen und Patienten versorgt werden. Die Stationen, auf denen ich arbeiten werde, befinden sich im Osten, ganz am Rand des Komplexes.

Der Fahrer lässt uns direkt vor dem Eingang aussteigen, und der Wachmann dort öffnet die Tür wie ein Gentleman. Ich stelle mich allen vor, die ich treffe, und erkläre, dass ich die neue Leiterin des psychosozialen Teams bin. Die Leute grüßen höflich zurück, aber es wird wohl eine Weile dauern, bis ich mir merken kann, wer wer ist und wer für was zuständig ist.

Die Stationen, die mein Arbeitsplatz für den nächsten Monat sein werden, sind die für Orthopädie und Brandverletzungen. In einer Kriegszone bedeutet das, dass wir hauptsächlich Patientinnen und Patienten haben, die entweder durch Bombeneinschläge oder den Einsturz von Gebäuden Gliedmaßenverletzungen erlitten oder großflächige Verbrennungen haben. Solche Verbrennungen entstehen oft durch die Hitzewelle nach einem Bombeneinschlag, die Kleidung und Haut zum Schmelzen bringt.

Zwei lange Korridore erstrecken sich von dem Hauptgebäude und sind verbunden durch einen Gang, der ursprünglich eine gute Aussicht auf einen kleinen Krankenhausgarten bot. Jetzt wurde dieser Gang in eine Poliklinik umgewandelt, und deren »Räume« bestehen aus blauen Nylonvorhängen zwischen den acht Behandlungsbänken. Direkt davor führt eine Treppe zum Warteraum im Freien.

Am Ende des kleinen Gartens liegt das Büro »meines« Teams. Alle Teams im Krankenhaus bestehen aus hochqualifizierten einheimischen Mitarbeiterinnen und Mitarbeitern. Die Aufgabe der internationalen Einsatzkräfte ist es, sie zu unterstützen, zu leiten und ihnen zu helfen, damit unsere Patientinnen und Patienten die bestmögliche Behandlung erhalten. Oft biete ich auch selbst Therapien für unsere Patientinnen und Patienten an, damit ich die Herausforderungen meiner Kolleginnen und Kollegen besser verstehe, oder wir arbeiten zusammen, um voneinander zu lernen.

Zwei große, grüne Metalltüren stehen offen zum »Büro«, wo ein Teil des Teams bereits wartet. Es ist offensichtlich, dass Platzmangel herrscht, denn der uns zugewiesene Bereich war früher ein Geräteschuppen. Der Boden ist aus Beton, das Dach aus Wellblech, und aus den Wänden ragen alte Rohre und Kabelenden. Schmale Bänke sind entlang der Wände aufgestellt, und am Ende steht ein kleiner Tisch, den das Team von zehn Leuten teilen soll. Doch das Zusammentreffen mit dem Team ist herzlich.

»Wie schön, dass du hier bist. Wir haben auf dich gewartet«, sagt eine der Frauen. Wir machen eine kurze Vorstellungsrunde.

»Rawand, ich bin die Dolmetscherin.«

»Sabah, Psychologin.«

»Hallo, ich bin Murad, Sozialarbeiter.«

»Mohammed, psychiatrische Pflegekraft.«

»Und ich bin Mohammed, Berater.«

Sie lachen ein wenig, da ich offensichtlich, ohne es zu merken vermittelt habe, dass ich den Überblick verliere.

»Ja, das wissen wir. Es gibt viele, die Mohammed heißen. Du kannst mich Balousha nennen. Das ist mein Nachname, aber so kann man uns besser auseinanderhalten«, sagt der erste der beiden Mohammeds.

»Und mich kannst du Jouda nennen«, sagt der andere.

Die Runde geht schnell weiter, sodass ich nicht sofort alle Namen behalten kann. Ich werde sie bis morgen lernen.

Die Frauen geben mir je einen Kuss auf jede Wange, wie es in der palästinensischen Kultur üblich ist. Einige der Männer geben mir die Hand, andere legen die rechte Hand auf ihr Herz zur Begrüßung. Ich erfahre, dass zwei im Team heute nicht kommen konnten. Einer wegen eines Bandscheibenvorfalls und die andere, weil die Kampfhandlungen so nah an ihrem Wohnort sind, dass es zu gefährlich ist, nach draußen zu gehen.

Ich bekomme Kaffee angeboten, und sie fragen interessiert, woher ich komme und wo ich zuvor gearbeitet habe. Diese Gruppe ist daran gewöhnt, dass internationale Einsatzkräfte kommen und gehen, also bin ich beeindruckt, dass sie die Energie aufbringen, so viel Interesse zu zeigen. Ich wäre wohl ziemlich frustriert, alle fünf bis sechs Wochen eine neue Leitungsperson zu haben – mit einer anderen Führungsweise und neuen Ideen, wie die Arbeit gemacht werden soll. Daher habe ich beschlossen, dass ich hauptsächlich das Team unterstützen und keine großen Veränderungen vornehmen werde, während ich hier bin. Sie scheinen zufrieden, als ich das sage.

Ich schicke eine kurze Nachricht an meinen Mann:

»Habe mein Team getroffen, sie wirken großartig. Bisher ist alles gut – ich denke, das wird ein guter Einsatz.«

Plötzlich ertönt ein herzzerreißender Schrei vom anderen Ende des Krankenhauskorridors. Der Schmerzensschrei dieses Kindes übertönt das ständige Stimmengewirr, eilende Schritte, Rufe und Wimmern. Das achtjährige Mädchen sitzt im Bett mit gespreizten Beinen, während große Tränen über ihre Wangen strömen. Sie windet sich, will hier weg, weg von den Schmerzen. Mehrere Personen schauen hinein und versuchen, sie abzulenken, ihr vielleicht sogar ein Lächeln zu entlocken, aber es gelingt nicht. Mit weit aufgerissenen Augen starrt sie mich ein paar Sekunden an, bevor sie erneut so schmerzvoll zu schreien beginnt.

Die Beine des Mädchens sind mit Verbänden bedeckt, die nun gewechselt werden müssen. Ihre Mutter, eine kleine, zierliche Frau, sitzt verzweifelt auf dem Bett neben ihrer Tochter. Auch sie hat versucht zu trösten, aber es ist unmöglich. Die Verzweiflung des Mädchens ist so tief, dass sie sich vorerst nicht lindern lässt.

»Sie hat vor allem Angst«, sagt die Mutter auf sehr gutem Englisch.

Angst davor, dass neue Bomben fallen, Angst vor den Schmerzen beim Verbandswechsel, da ihre Haut dünn wie Papier ist und mit offenen Wunden übersät. Angst, ihren Vater nicht wiederzusehen.

Die Pflegefachfrau entfernt behutsam den Verband, während eine Kollegin und ich ihre Hand halten und zusammen mit dem Mädchen üben, langsam ein- und auszuatmen. Das beruhigt das Nervensystem und dämpft die Angst ein wenig.

»Sie heißt Massa«, sagt die Mutter und wirkt erleichtert, dass wir uns um das Mädchen kümmern. Sie hat schon mehr als genug Sorgen. Die Tränen fließen, aber Massas Schreie werden leiser, während die verbrannte Haut vorsichtig eingecremt und mit einem neuen Verband bedeckt wird. Danach ist das Mädchen völlig erschöpft, und ihr Kopf sinkt schwer in das Kissen. Endlich kann der zarte Kinderkörper etwas Entspannung finden. Ich bleibe noch etwas bei der Mutter, Islam, die mir ihre Geschichte erzählt.

Sie kamen direkt nach dem Bombeneinschlag ins Krankenhaus. Sie und der kleine Sohn hatten nur leichte Verletzungen, aber Massas Beine wurden schwer verbrannt. Seitdem sind sie hier, und Islam sorgt sich, was geschehen soll, wenn sie entlassen werden. Sie haben kein Zuhause mehr, und alles, was sie besitzt, trägt sie bei sich. Das Gold, das sie als Sicherheit zusammengespart hatte, ist geschmolzen und liegt unter Betontrümmern begraben. Sie hatte keine Zeit, das Handy mitzunehmen, bevor die Bombe einschlug. Und sie ist allein für die beiden Kinder verantwortlich. Ihre Stimme klingt verzweifelt, und ich würde gerne mehr hören, werde aber zu einem anderen Patienten gerufen.

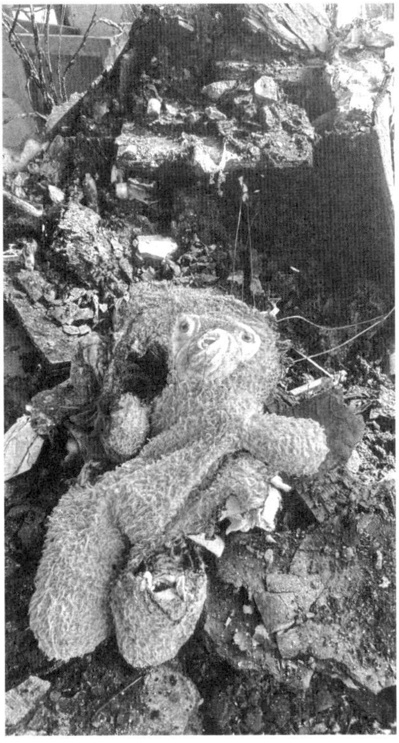

© Glatz Brubakk

So vergeht der Tag. In einem rasanten Tempo, mit immer neuen Patientinnen und Patienten und immer mehr Geschichten und persönlichen Tragödien. Aus früheren Einsätzen in der Region weiß ich, dass es oft schwerfällt, über psychische Gesundheit zu sprechen, und wenn man davon erzählt, dann hinter verschlossenen Türen. Doch während meiner Vorstellungsrunde unter Kolleginnen und Kollegen und bei Begegnungen mit Patientinnen und Patienten im Laufe des Tages bin ich überrascht, wie schnell die Menschen anfangen zu erzählen. Von erschreckenden Erlebnissen, Verlust und Flucht. Ich weiß nicht, ob es daran liegt, dass ich Psychologin bin oder ob einfach ein großes Bedürfnis besteht, sich mitzuteilen. Ein Kollege erzählt mir, kaum dass wir uns begrüßt haben, dass er seit Beginn des Krieges bereits 14-mal fliehen musste. Ein anderer sagt, dass eine Rakete direkt durch seine Wohnung flog, glücklicherweise ohne zu explodieren, sonst wären alle ums Leben gekommen. Ein Patient erzählt, dass er vor dem Krieg in israelischer Gefangenschaft war. Er sagt, dass die Bomben, Schreie und Sirenen alte Erinnerungen wachgerufen haben und er jede Nacht Albträume hat. Ich bin daran gewöhnt, Geschichten über traumatische, dramatische und lebensgefährliche Erfahrungen zu hören, aber nicht in dem Umfang, der sich hier auftut.

Dass ich die Komplexität und die Nähe zum Krieg wirklich nicht verstanden habe, zeigt sich, als ich in einer kleinen Pause mit Murad, einem der Sozialarbeiter im Team, spreche. Er ist groß, etwas schüchtern und sieht aus wie jemand, der viel nachdenkt. Wir sprechen über seine vier Kinder und dass auch seine Familie vor den Bomben fliehen musste. Und da platze ich mit der Frage heraus: »Sind deine Kinder in Sicherheit?« Murad schaut mich etwas enttäuscht an.

»In Sicherheit? Es gibt keine sicheren Orte in Gaza.«

TAG 4

Sonntag, 11. August 2024

Gazas Antwort auf Uber ist ein Esel, der einen einfachen Karren zieht. Als eine Art lokale »Hop-on-Hop-off«-Variante fahren sie die Hauptstraßen rauf und runter. Es gibt Hunderte davon. Die Karren sind einfache Holzpaletten, auf die man sich setzen kann, und sie bewegen sich so langsam, dass man problemlos ab- und aufsteigen kann, während der Esel gemächlich weiterzieht. Ich bin ein wenig traurig darüber, dass wir diese Transportmöglichkeit nicht nutzen können, da der Esel mein Lieblingstier ist. Auf dem alten Bauernhof, auf dem ich lebe, hatte ich selbst zwei Esel. Aber aus Sicherheitsgründen ist hier für uns nur das Auto erlaubt.

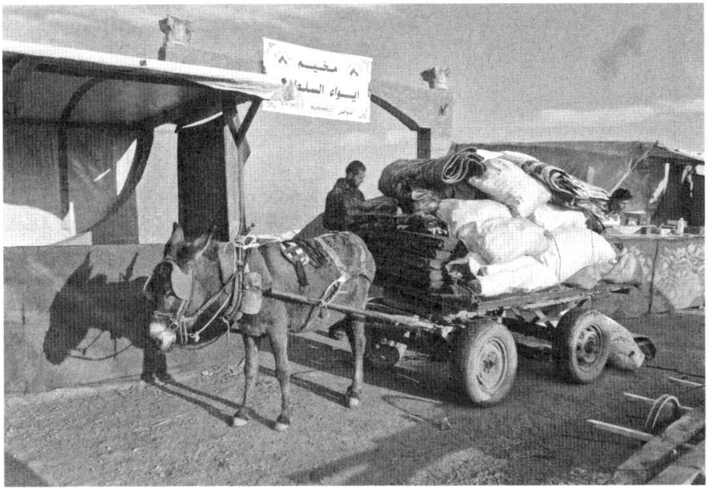

Für die internationalen Einsatzkräfte aus Sicherheitsgründen tabu – Eselkarren. © Glatz Brubakk

Auf der Straße vor dem Krankenhaus ist eine so große Menschenmenge, dass es schwierig ist durchzukommen. Direkt an der Fahrbahn wimmelt es von Verkäufern, die Saft, Kekse oder Instantkaffee anbieten. Jungen im Alter von etwa sechs Jahren tragen Tabletts mit Backwaren und kämpfen um Aufmerksamkeit, indem sie unaufhörlich den Preis ausrufen. Sie bekommen Konkurrenz von selbst ernannten Verkehrswächtern, die schimpfen und die Leute auffordern, sich weiterzubewegen oder die Eselkarren anzutreiben. Der riesige Müllhaufen direkt am Zufahrtsweg stinkt in der Hitze, aber zum Glück mildert der Geruch frisch zubereiteter Falafel vom Stand auf der anderen Straßenseite etwas den Gestank.

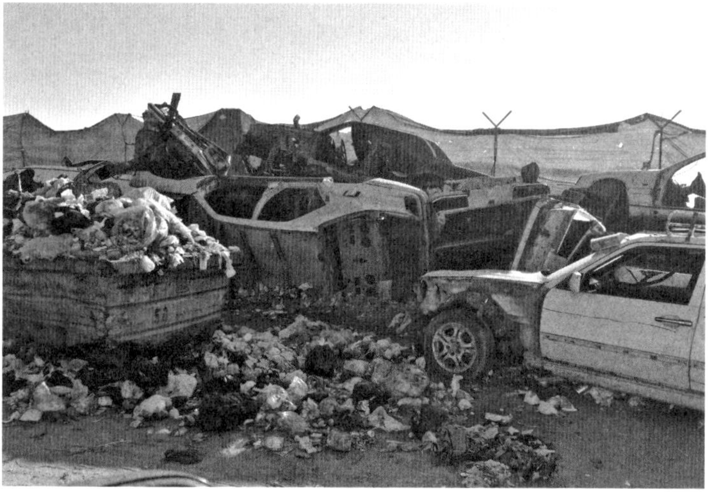

Autowracks säumen die Straßen in Gaza. © Glatz Brubakk

Die meisten Krankenhäuser in Gaza wurden im Laufe des Krieges beschädigt oder zerstört.[2] Dennoch scheint es, als ob die Menschen glauben, dass es einen Hauch von Sicherheit bietet, in der

2 Zum Zeitpunkt des Lektorats an diesem Buch sind alle Krankenhäuser in Gaza beschädigt oder zerstört.

Nähe eines Krankenhauses zu bleiben. Vor dem Nasser-Krankenhaus ist jeder kleine freie Fleck von Menschen bewohnt. Die Schule gegenüber steht noch, obwohl die Fassade von Einschusslöchern übersät ist. In den Fenstern hängen bunte Kleidungsstücke zum Trocknen und bilden einen farbenfrohen Kontrast zu all dem Grau. Diejenigen, die keinen Platz im Schulgebäude oder in einem der noch stehenden Häuser gefunden haben, haben sich Behausungen neben einem riesigen Haufen ausgebombter Autos oder direkt an die Krankenhausmauer gebaut.

Nachdem ich »meine« Station betreten habe, kann ich in einem der ersten Zimmer ein schwaches blaues Licht sehen, als eine dünne Frau die Tür einen Spalt öffnet, etwas in den Müll wirft und sich wieder hineinschleicht. Sonst war die Tür immer geschlossen, zumindest soweit ich das sehen konnte. Es ist so heiß hier auf der Station, dass die Türen der anderen Zimmer in der Regel weit offen stehen, in der Hoffnung auf einen Luftzug. Für die Klimaanlage haben wir weder Strom noch Treibstoff. Mit offenen Türen können die Kinder auch das Geschehen beobachten. Nicht, dass es für ein Kind so spannend wäre, hier eingewiesen zu sein, aber wir versuchen, zu grüßen und zu lächeln und, wenn wir Zeit haben, ein kurzes Gespräch zu führen, wenn wir vorbeigehen.

Hinter der geschlossenen Tür von Zimmer zwei liegt Adam. Er ist fünf Jahre alt und dreht sich nicht zu uns um, als mein Kollege Balousha und ich vorsichtig eintreten. Die Luft ist so stickig, dass man kaum atmen kann, trotz zweier Ventilatoren, die direkt auf Adams Bett gerichtet sind. Seine Mutter, Shaimaa, ganz in Schwarz gekleidet, schaut unter ihrem Hidschab mit einem ungewöhnlich ernsten Blick hervor. Sie war früher Schulleiterin, hat aber das Krankenbett ihres Sohnes seit einem Monat nicht verlassen. Nicht, dass es die Schule, die sie leitete, noch gäbe – sie ist Teil der Statistik, die besagt, dass etwa 80 Prozent aller Schulen in Gaza ganz oder teilweise zerstört wurden.

Nachdem Shaimaa und ihre Familie das erste Mal fliehen mussten, konnten sie ein Zimmer in der sogenannten humanitären Zone mieten. Sie dachten, da seien sie sicher. Nun macht sich Adams Mutter Vorwürfe, dass sie ihren kleinen Sohn und ihren Mann die Großeltern ohne ihre Begleitung besuchen ließ. Der Bombeneinschlag kam so schnell, dass sie nicht fliehen konnten, und beide wurden schwer verletzt. Der Mann konnte Shaimaa nur knapp anrufen und ihr sagen, dass sie kommen müsse.

Shaimaa guckt nach unten und wiegt sich leicht vor und zurück, während sie erzählt. Der Bombenstaub hatte sich kaum gelegt, als sie zu dem Chaos aus eingestürzten Wänden, verstreuten Kleidern und Kuscheltieren sowie Menschen, die mit bloßen Händen nach ihren Lieben gruben, kam. Es fiel ihr schwer, sich einen Überblick zu verschaffen, sich zu orientieren. Aber dann sah sie sie. Zuerst ihren Mann, dann ihren jüngsten Sohn. Sie lagen teilweise unter einem Schutthaufen begraben, und all das Blut ließ darauf schließen, dass sie schwer verletzt waren. Wen sollte sie zuerst retten? Wie sollte sie sie ins Krankenhaus bringen? Shaimaa erinnert sich kaum an das, was danach geschah, außer dass sie, als sie Adam hochhob, sah, wie Muskeln und Knochensplitter aus seinem Bein herausragten. Auf seinem Po hatte er eine große, offene Fleischwunde. Ihr Körper zuckt leicht, während sie erzählt. Shaimaa runzelt die Stirn und streicht sich mit der Hand über die Stirn. Es ist, als wolle sie das innere Bild wegwischen.

»Er hat seinen Vater sterben sehen«, sagt sie leise.

Das Zimmer ist so klein, dass gerade einmal Platz für ein Bett und einen Stuhl ist. Man musste Adam ein Bein amputieren, und der Fuß am anderen Bein ist verletzt. Es ist unmöglich, den Jungen vor der schmerzhaften Wahrheit zu schützen, die sie beide zu vermeiden versuchen.

Meine Ausbildung zur Kinderpsychologin und meine langjährige Erfahrung mit schwer traumatisierten Kindern ermöglichen es mir normalerweise, auch mit den ängstlichsten und zurückgezogensten Kindern in Kontakt zu kommen. Mein Stil ist ungezwungen, und mit Grimassen, Gesten und Scherzen bringe ich die meisten dazu, neugierig zu werden und ein Lächeln zu zeigen. Adam jedoch will mich nicht einmal ansehen. Shaimaa spricht fließend Englisch und übersetzt, was ich sage. Sie versucht, ihren Sohn zu ermutigen, seinen Kopf zu mir zu drehen, aber er reagiert nicht. Die junge Witwe erzählt, dass Adam rund 20 Stunden am Tag schläft. Sie glaubt, dass er sich in den Schlaf flüchtet, weil er das, was er gesehen und erlebt hat, nicht an sich heranlassen will. Ich denke, sie hat recht. Wir vereinbaren, dass ich regelmäßig vorbeikomme, um zu sehen, ob wir ihm helfen können, die schlimmen Erinnerungen zu verarbeiten und wieder am Leben teilzunehmen.

Sabah ist die einzige Psychologin unter meinen palästinensischen Kolleginnen und Kollegen. Die anderen sind psychologische Berater oder Sozialarbeiterinnen. Wir beide sind ungefähr gleich alt, und nachdem wir einen Fall besprochen haben, sitzen wir auf einer der einfachen Holzbänke und sprechen ein wenig persönlicher miteinander.

»Wir hatten alles. Weißt du, wir haben unser Leben so gelebt, wie ihr eures lebt«, sagt Sabah.

»Wir hatten ein schönes Haus mit Swimmingpool. Ich habe Kakteen angebaut und hatte einen wunderschönen Garten. Wir sind zum Strand gefahren und haben im Restaurant gegessen. Genau wie ihr. Jetzt ist alles weg. Alles, wofür wir so hart gearbeitet haben. Und ich verstehe diese Zerstörung nicht. Mein Haus wurde zuerst teilweise beschädigt, und dann sind Soldaten eingedrungen. Auf jeder Treppenstufe haben sie geschossen. Mein Kleiderschrank war zerschmettert. Sie haben ihre Magazine in meine Küchenschränke entleert. Dachten sie, da versteckten sich Terroristen zwischen den Gläsern?« Sabah schlägt sich die Hand auf die Stirn. Sie ringt mit dem Gedanken, dass alles, was sie in ihrem langen Leben angesammelt hat, weg ist. Dass die Truhe mit den wertvollsten Erinnerungsstücken verbrannt ist. Am meisten jedoch ringt sie mit der Frage, woher dieser Hass kommt, der die Zivilbevölkerung am härtesten trifft.

Während wir uns unterhalten, hören wir die Bombeneinschläge im Hintergrund. Ich schaue auf und zu den anderen, aber sie machen unbeirrt weiter, als würden sie es gar nicht registrieren. Sabah sieht mein Zögern und sagt, dass die Kämpfe heute etwa einen Kilometer entfernt und deshalb nichts seien, worüber man sich Sorgen machen müsse. Dass ein verirrtes Geschoss eine solche Distanz zurücklegen könnte, scheint sie nicht sonderlich zu kümmern.

Ein anderer Kollege steht plötzlich auf und beginnt hektisch, eine Nummer auf dem Telefon zu wählen. Immer wieder schaut er auf das Display und hält dann das Telefon ans Ohr. Ich frage, was los sei, und Sabah sagt, dass er versuche, seine Familie zu erreichen.

»Kein Netz, ich komme nicht durch«, sagt er verärgert, als wir nachfragen.

Vor ein paar Minuten erhielt er eine Benachrichtigung: Sein Viertel ist das nächste, das bombardiert werden soll, und er ist hier – im Krankenhaus –, während seine Familie in Lebensgefahr ist. Er läuft hastig vom kleinen Schuppen des Teams zur Treppe der Krankenhausstation und zurück. Er legt auf und wählt erneut.

»Weißt du«, sagt ein anderer Kollege, der neben mir sitzt. »Man weiß nie, wann man an der Reihe ist.«

Unser besorgter Kollege ist für unsere Hilfs- oder Unterstützungsangebote taub. Das Einzige, was ihm jetzt helfen könnte, ist Gewissheit. Die Ungewissheit zermürbt ihn. Nach etwa zehn Minuten bekommt er schließlich Kontakt. Wir sehen, wie sich seine Schultern senken und er tief in den Bauch atmet. Diesmal ist es gut gegangen. Die Bombe fiel einige Hundert Meter von dem Zelt entfernt, in dem sie leben.

Am Tag zuvor erhielten wir die Nachricht, dass über hundert Menschen starben, als eine Bombe die Al-Tabin-Schule traf. Erwachsene und Kinder hatten sich zum Morgengebet versammelt, als sie einschlug.

Der kleine Schuppen ist der Ort, an dem wir uns zu Besprechungen versammeln und wo wir hingehen, wenn wir eine kleine Pause brauchen. Dort sitzen auch drei von uns, als das Thema des Angriffs zur Sprache kommt. Es scheint fast, als könne Murad, der nachdenkliche Sozialarbeiter, selbst kaum glauben, was er erzählt:

»Man weiß nicht genau, wie viele getötet wurden. Viele konnten nicht identifiziert werden, da Körperteile überall verstreut lagen. Sie sammelten sie in Säcken, um sie begraben zu können. 70 Kilo für einen Erwachsenen, 35 Kilo für jedes Kind.«

TAG 5

Montag, 12. August 2024

Es scheint ein Muster zu sein. Jede Nacht wurde bisher gegen ein Uhr und dann wieder um fünf Uhr morgens durch ferne Donnerschläge oder Explosionen unterbrochen. Vielleicht ist es eine kluge militärische Strategie, auf diese Weise zu bombardieren, aber es macht es unmöglich, eine sogenannte erholsame Nachtruhe zu bekommen. Nach den letzten Detonationen bleibe ich noch eine Weile im Bett und döse, bevor ich aufstehe; andere nutzen die letzte Bombenserie als Wecker. Wahrscheinlich ist das clever, denn die Luft ist drückend, und das Thermometer steigt bereits zum Frühstück bis auf 37 Grad an.

Da wir weder eine funktionierende Küche noch viel Zeit haben, wurde ein ehemaliger Restaurantbesitzer engagiert, um für uns zu kochen. Heute bringt er frisch gebackenes Brot, eingewickelt in ein Küchenhandtuch, und mehrere Schalen mit Hummus, Chilipaste, einige Gurkenscheiben und eine große Platte Falafel. Der köstliche Duft von Kichererbsen, Koriander und Knoblauch breitet sich aus, als ein Kollege den Deckel hebt, der die Schalen während des Transports warm gehalten hat. Der Geruch lockt Katzen und Kolleginnen und Kollegen auf den Hinterhof hinter dem Schlafsaal der Männer. Einige stehen, während sie ihr Frühstück verzehren, andere setzen sich auf die wackligen Plastikstühle. Ein paar kurze Informationen zum Arbeitstag werden ausgetauscht, bevor jeder seiner Wege geht. Der Apotheker geht zum Apothekenlager im Hinterhof, die Logistik- und Verwaltungsleute gehen die Treppe hinauf ins Büro; die Chirurgen, der Pflegedienstleiter, der medizinische Teamleiter und ich steigen ins Auto, um zum Krankenhaus zu fahren.

In unserem Gartenschuppen ist Murad bereits da und begrüßt uns freundlich. Dann kommen Balousha, der psychiatrische Pfleger, Sabah, die Psychologin, und schließlich Rawand, die Dolmetscherin. Sie ist ausschließlich für mich da, da meine Arabischkenntnisse leider auf etwa zehn Wörter beschränkt sind. Die meisten im Team sprechen Englisch, aber es ist schwer, Fälle zu besprechen oder fachliche Themen auf einer Fremdsprache zu erklären, sodass ich ohne Rawand völlig aufgeschmissen wäre. Ganz zu schweigen davon, dass ich sie benötige, um mit den Patientinnen und Patienten zu kommunizieren.

Schließlich ist fast das gesamte Team versammelt, mit Ausnahme von dem Kollegen mit Rückenschmerzen und der Kollegin, die wegen der militärischen Abriegelung nicht kommen kann. Sie war seit meiner Ankunft nicht bei der Arbeit. Wir hatten nur sporadischen Kontakt über Nachrichten im Messenger, und jetzt schicke ich ihr eine neue Nachricht, um zu erfahren, wie es ihr geht. Sie antwortet knapp, dass sie nicht weiß, wann sie kommen kann, dass sie jedoch Lebensmittel für ein paar Wochen haben. Das Wasser reicht für vier Tage. Was sie machen sollen, wenn die Truppen sich bis dahin nicht zurückgezogen haben, weiß sie nicht.

Ich bekomme noch mit, dass alle anderen, die vor Ort sind, es gerade noch schaffen, sich gegenseitig nach dem Verlauf der Nacht zu erkundigen und sich auszutauschen, welche Patientinnen und Patienten heute besondere Aufmerksamkeit benötigen bevor ich zum Morgenmeeting für die Teamleiter gehen muss. Der Pavillon im Garten ist der einzige Ort, der als Besprechungsraum dienen kann, also treffen wir uns dort jeden Morgen um neun Uhr. Zuerst müssen wir jedoch die Angehörigen, die dort auf den Bänken übernachtet haben, bitten, Platz zu machen.

Die Stationen sind in sechs Unterabteilungen aufgeteilt, außerdem gibt es ein Labor, das uns unter anderem mit Blut für Transfusionen versorgt. Die Stationsleiter geben einen kurzen Überblick über ihre jeweiligen Verantwortungsbereiche, und schnell wird klar, dass überall Überbelegung herrscht. Besonders auf der orthopädischen Station müssen viele Patientinnen und Patienten mit den Fluren anstelle von Krankenzimmern vorliebnehmen. Wir sind derzeit die einzige orthopädische Station in ganz Gaza, und nach jedem Bombenangriff füllt sie sich mit neuen Patientinnen und Patienten. Der Laborleiter hat glücklicherweise gute Nachrichten: Wir haben gestern eine große Blutspende bekommen, und das bedeutet, dass wir ausreichend Reserven haben, falls Personen mit starken Blutverlusten eingeliefert werden, etwa bei abgetrennten Gliedmaßen.

»Woher kommst du noch mal?«, flüstert der Operationsleiter, während das Meeting weitergeht.

»Aus Norwegen.«

»Das dachte ich mir«, sagt er und lächelt. »Ich war dort zweimal. Beim Norway Cup.«

Er holt sein Telefon heraus und zeigt mir begeistert die Bilder. Er hat Hunderte. Das Spielfeld auf dem Ekebergsletta im südöstlichen Oslo ist leicht erkennbar, obwohl die Bilder von 1997 und 1998 stammen. Er trägt die Kapitänsbinde, und der OP-Leiter erzählt stolz, dass er später in der Gaza-Liga spielte. Aber sein kleiner Bruder sei das größere Talent, betont er. Dessen Team gewann 2012 den gesamten Cup, und jetzt ist er Profi in Ägypten.

»Spielst du noch?«, frage ich und sehe wieder diesen Blick, der mir zeigt, dass ich nichts verstanden habe.

»Es gibt keinen Ort zum Spielen«, antwortet er kurz.

Neu in einem Projekt zu sein, bedeutet eine steile Lernkurve. Von einfachen Dingen, wie wo die verschiedenen Räume liegen und wo ich eine Toilette finde, bis hin zu den Aktensystemen, Überweisungsrichtlinien und welche Medikamente für welche Leiden oder Verletzungen verfügbar sind oder nicht. Die Menge neuer Informationen ist überwältigend, und ich versuche, mit meinen unzähligen Fragen, neuen Patientenbesuchen und dem Überblick über die Arbeitsmethoden des Teams zu jonglieren. Mein Kopf brummt, der Schweiß rinnt mir den Nacken und den Rücken hinunter. Ich lasse mich langsam auf den Boden des winzigen Büros sinken, das als Arbeitsbereich für die Leitung gedacht ist. Für uns sechs gibt es drei kleine Tische und zwei Stühle, von denen einer kurz vor dem Zusammenbruch steht. So esse ich mein spätes Mittagessen auf dem Boden und trinke einen Schluck lauwarmes Wasser aus der Flasche.

Wie am Vortag vergeht die Zeit unglaublich schnell. Ich renne zwischen den Stationen hin und her, versuche zu verstehen und auch zu helfen. Als es etwa drei Uhr ist, fällt mir ein, dass ich heute noch nicht bei Adam war. Soweit ich sehen konnte, war seine Zimmertür den ganzen Tag geschlossen. Ich klopfe leise an. Ein schwaches Licht schimmert durch den Spalt, als ich die Tür ein bisschen öffne. Die Luft ist stickig, und der Ventilator ist das einzige Geräusch im Raum. Adam liegt auf dem Bauch, das Gesicht von mir abgewandt. Seine Mutter schläft auf dem Boden daneben. Ich habe nicht das Herz, sie zu wecken, also nehme ich mir vor, lieber am nächsten Tag wiederzukommen.

Für diejenigen von uns, die nicht einheimisch sind, gilt eine Ausgangssperre nach sechs Uhr abends, und auch die Palästinenserinnen und Palästinenser sollten nicht draußen sein, wenn die Dunkelheit hereinbricht. Denn dann beginnt oft die intensivste Kriegsführung. Ärzte ohne Grenzen stellt Busse für unsere einheimischen Mitarbeitenden bereit, die einen einigermaßen sicheren Transport von und zum Krankenhaus ermöglichen. Auch die Fahrer müssen jedoch rechtzeitig nach Hause kommen, nachdem sie uns alle abgesetzt haben. Daher beenden wir den Arbeitstag im Krankenhaus um kurz nach drei Uhr. Gaza ist ohnehin schon klein, und die sogenannte humanitäre Zone, in der die meisten Menschen leben, ist noch viel kleiner. Aber selbst eine Strecke von 13 Kilometern dauert oft über eine Stunde, wenn Straßen blockiert, zerstört oder durch Panzer versperrt sind. Heute war es drückend heiß, sodass viele die Busfahrt wohl als kurze Ruhepause nutzen, bevor sie nach Hause kommen.

»Lust auf einen Eiskaffee?«, fragt eine der Chirurginnen, als wir zurück im Haus sind. Sie mag die Hitze genauso wenig wie ich.

»Eiskaffee, gerne. Aber kalt? Gibt es das hier? Nicht mal *wir* haben ja einen Kühlschrank.«

Sie lächelt verschmitzt und deutet auf den Stand direkt gegenüber von unserem Tor. Einer von vielen, die jetzt die Einkaufsstraße in Al-Mawasi bilden. Dosen mit Eiskaffee sind ordentlich auf dem provisorischen Tresen gestapelt, und im Hintergrund kann man zwei Kühlschränke sehen.

»Er hat bestimmt den Strom von unserem Haus angezapft«, kommentiert die Logistikleiterin mit einem Lächeln. Im Krieg sieht man über vieles hinweg.

Der Verkäufer verlangt einen stolzen Preis, aber das Gefühl eines kalten Getränks an einem Tag wie diesem ist jeden Schekel wert.

»Uns geht es nicht so schlecht«, lautet die heutige Nachricht an meine Familie. Ich habe ein Selfie mit dem Eiskaffee in der Hand geschickt. Solange ich nicht in Gefahr bin, denke ich, dass es am besten ist, Nachrichten zu senden, die beruhigen, anstatt über die Schwierigkeiten zu schreiben. Von denen kann ich erzählen, wenn ich wieder zu Hause bin.

TAG 6

Dienstag, 13. August 2024

Für einige im Team gehen die Einsätze dem Ende entgegen, andere haben gerade erst begonnen. Der ständige Wechsel macht uns abhängig von einer systematischen Wissensweitergabe. Es geht dabei um Aufgaben und Abläufe, aber auch darum, wie wir den Kriegsalltag bewältigen. Ich nutze häufig das, was in der Fachsprache soziales Referenzieren genannt wird, wenn ich unsicher bin: Ich schaue auf die anderen. Wie reagieren sie? Bedeutet dieses Geräusch Gefahr? Was sollte ich jetzt tun? Wenn die anderen ruhig sind, sinkt auch mein Puls.

Sich an das Geräusch fallender Bomben zu gewöhnen, geht erschreckend schnell. Es wird mit der Zeit relativ einfach, gefährliche von ungefährlichen Explosionen zu unterscheiden. Die häufigsten Detonationen, die zwei bis drei Kilometer entfernt sind, werden schnell zu einer Hintergrundgeräuschkulisse, die wir kaum noch wahrnehmen. Aber ich glaube, dass wir alle ängstlicher sind, als wir zugeben möchten. Oder uns zumindest der Gefahr, hier zu sein, sehr bewusst sind. Niemand möchte der- oder diejenige in der Gruppe sein, der »hysterisch« reagiert. Dennoch schwingt die Vorstellung, was passieren könnte, im Hinterkopf mit.

Heute muss ein Mitglied des internationalen Teams für ein paar Tage weiter in den Norden reisen, um den Bau unseres Feldkrankenhauses zu beaufsichtigen. Jede Fahrt erhöht das Risiko, von einer Rakete getroffen zu werden oder ins Kreuzfeuer zu geraten. Auf der Straße zu sein, ist das größte Risiko, das wir hier eingehen, und man fühlt sich wie eine potenzielle Zielscheibe, wenn man nicht hinter den schützenden Mauern des Hauses oder des Krankenhauses ist. Die Kollegin, die die Fahrt antritt, zeigt niemals, was sie fühlt, redet frei heraus und gibt klare Anweisungen. Sie hat bereits auf der ganzen Welt gearbeitet und war dem Tod mehrmals nah. Jetzt steht sie über ihre Tasche gebeugt und packt die Sachen für die nächsten Tage ein.

»Ich hoffe, dass nichts passiert«, sage ich.

Sie winkt ab und meint, dass alles gut gehen wird. Von mir abgewandt sagt sie noch:

»Ich nehme nicht alle meine Sachen mit. Du kannst sie haben, falls ich nicht zurückkommen sollte.« Dann steigt sie ins Auto mit dem Fahrer und sie fahren los.

Ärzte ohne Grenzen hat mehrere Projekte in Gaza, darunter eine kleine Poliklinik, die zusammen mit einer lokalen Organisation betrieben wird. Die Cultural and Free Thought Association (CFTA) unterstützt die Menschen in Palästina seit Jahren mit medizinischer und psychosozialer Hilfe, aber die Bedürfnisse sind so groß, dass der Zusammenschluss mit Ärzte ohne Grenzen notwendig wurde, um diese Klinik zu betreiben. CFTA unterhält mehrere solcher Polikliniken in der sogenannten sicheren humanitären Zone, obwohl alle wissen, dass sie weder humanitär noch sicher ist. Die Organisation kennt sowohl die Lebensbedingungen als auch die Kultur in Gaza gut. Unser Beitrag sind Personal und Medikamente.

Auch mein Tag verläuft heute anders als sonst: Ich verbringe den Tag in der kleinen Klinik direkt am Strand. Das Wartezimmer ist schon überfüllt, als wir ankommen. Streng genommen ist es kein Zimmer, sondern eine Plane, die zwischen einigen Stangen aufgespannt ist, um Schatten zu spenden, darunter Bänke, die im Sand stehen. Es ist windstill und 34 Grad heiß. Die Behandlungsräume sind Hütten, die mit UNHCR-Planen bedeckt sind, und alte Paletten dienen als Wege, damit wir nicht im Sand versinken, wenn wir zwischen ihnen hin- und hergehen. Die meisten Wartenden sind Mütter mit kleinen Kindern auf dem Arm oder neben sich. Das leise Geplauder wird nur von dem Kreischen zweier

Kinder unterbrochen, die auf dem schmalen Streifen zwischen den Hütten und Bänken Fangen spielen. Der Wachmann verrichtet eine Sisyphusarbeit, indem er den Sand, den der Wind in der Nacht in die Hütten geweht hat, wieder hinauskehrt.

Eine der Pflegefachfrauen führt mich durch die provisorische Klinik – hier gibt es eine kleine Apotheke, ein Zimmer für den Gynäkologen, eines für den Allgemeinarzt, eines für die Pflegefachkräfte, die Verbände wechseln, und eines für den Psychologen. Alles ist spärlich eingerichtet, und es ist jetzt schon extrem heiß in der Klinik. Die Plastikplanen, die Dach und Wände bedecken, sorgen für einen Treibhauseffekt, und mir wird klar, dass dies ein weiterer sehr heißer, stickiger Arbeitstag werden wird. Schließlich zeigt sie mir das »Bombenzimmer«, das sie kürzlich hinter der Apotheke gebaut haben. Es ist knappe vier Quadratmeter groß und besteht aus Sandsäcken, die halbkreisförmig an der Rückwand der Apotheke aufgestapelt sind. Die Idee ist, dass das Personal hier Schutz suchen kann, falls die Kampfhandlungen näher kommen. Mein erster Gedanke ist, welches Chaos entstehen wird, wenn auch die Patientinnen und Patienten versuchen, sich hier hineinzudrängen, da es keinen anderen Ort gibt, an dem man Schutz suchen könnte.

Das Zimmer für das Psychologie-Team ist wie alle anderen: Planen bedecken Dach, Boden und Wände. Die Tür ist eine Spanplatte, und das Fenster ist ein ausgeschnittenes Loch in der Plastikplane. Ein kleiner brauner Plastiktisch und zwei einfache Holzstühle bilden die Einrichtung. Dies ist weder der passende Ort noch die richtige Zeit für langwierige Therapien, aber viele Menschen brauchen Rat, möchten ihre Sorgen äußern oder ihre Geschichte teilen. Eine 14-Jährige klopft leise an die Tür, um zu fragen, ob wir Zeit für ein Gespräch haben. Sie schaut auf den Boden und hat das Kopftuch fest um das Gesicht gewickelt. Doch sie ist mutig, als sie erzählt: Die Familie stammt ursprünglich aus Gaza-Stadt, aber nachdem sie mehrmals fliehen mussten, sind sie schließlich in einem improvisierten Zelt hier am Strand gelandet.

Der Vater nimmt Gelegenheitsjobs an, doch es ist schwer, über die Runden zu kommen. Sorgen, Trauer und wenig Hoffnung auf die Zukunft haben die Nerven aller angespannt. Besonders die des Vaters. Und sie ist diejenige, die es am härtesten trifft, wenn er explodiert und anfängt, sie zu schlagen. Sie erzählt, dass sie große blaue Flecken am ganzen Körper hat, und nun fragt sie, was sie machen soll.

Ja, welchen Rat soll ich ihr geben? Zu Hause in Norwegen würde ich den Fall dem Jugendamt melden und der Mutter gegebenenfalls die Nummer eines Frauenhauses geben, wenn sie Schutz suchen möchte. Wir wissen nicht nur, dass häusliche Gewalt in Krisensituationen zunimmt, sondern auch, dass alle Sicherheitsnetze wegfallen. Auch sie sind weggebombt. Nichts von dem, was dieses Mädchen benötigt, ist hier verfügbar. Wir sind beide in dieser Situation hilflos gefangen. Ich kann ihr bestätigen, dass es nicht ihre Schuld ist. Ich kann ihr helfen herauszufinden, was den Vater triggert, damit sie das Risiko, geschlagen zu werden, verringern kann. Aber es ist, als würde man ihr einen Fingerhut voll Wasser reichen, während sie in Flammen aufgeht. Sie nimmt das Wenige, was ich ihr anbieten kann, dankbar an, aber als ich sie gehen lassen muss, geschieht dies mit einem sehr mulmigen Gefühl. Ich weiß, was sie erwartet.

Draußen im Wartebereich ist die Stimmung leichter. Ich setze mich auf eine der Bänke, um ein wenig zu schreiben. Entweder das oder einfach auf dem Boden sitzen, bei Treibhaustemperaturen in den Hütten. Ein kleines, schüchternes Mädchen sitzt auf dem Schoß seiner jungen Mutter. Die Frau spricht ein wenig Englisch, und so können wir ein paar Sätze wie »Woher kommen Sie?« und »Wie heißen Sie?« austauschen. Wir werden von ein paar Frauen unterbrochen, die gerne ein Foto von mir und ihren Kindern machen möchten. Die Jungen sind verlegen über das Projekt ihrer Mütter, aber als wir über Fußballspieler sprechen und ich den Norweger Erling Haaland erwähne, ist alles wieder in Ordnung.

In der Zwischenzeit taut das kleine Mädchen auf, und wir schneiden Grimassen, bevor ich mich wieder der Arbeit widme. Aus dem Augenwinkel sehe ich, wie sich ein kleiner Finger vorsichtig dem Laptop nähert. Ich tue so, als wäre ich entsetzt, und wir beide lachen herzlich. Die Mutter macht mit. Die lange Wartezeit, bevor das Mädchen zum Arzt kommen kann, wird durch das Wechselspiel von gespieltem Erschrecken und vorgetäuschtem Entsetzen verkürzt – eine herrliche, unbeschwerte Unterbrechung.

Das Mädchen ist hier, weil sie bei einem Unfall mit ätzender Sodaflüssigkeit verletzt wurde, als die Mutter gerade beim Wäschewaschen war. In einem unachtsamen Moment, als das Kind hinauslaufen wollte, kippte der Waschzuber, und die Flüssigkeit hinterließ eine große Wunde auf ihrem Bauch. Es fehlt derzeit an Seife und Shampoo in Gaza, und man nutzt das, was man hat, um wenigstens saubere Kleidung zu haben. Soda ist wasserlöslich und ist eigentlich für die Reinigung von Flaschen und Glas geeignet. Jetzt ist es jedoch zu einem Universalreiniger für Kleidung und Geschirr geworden. Aber auf dem unebenen Boden in den engen Zelten stellt es auch eine erhebliche Gesundheitsgefahr für Kinder dar.

Als die junge Mutter mir die Wunde des kleinen Mädchens zeigt, tippt mir eine andere Frau auf die Schulter. Sie zeigt mir den Arm ihres Sohnes, der mit rauer, gereizter Haut bedeckt ist. Das ist überall am Körper so, sagt sie, und der Junge zeigt, dass es stark juckt.

Über 40 Prozent der Patientinnen und Patienten kommen wegen Hautproblemen in die Klinik. Ursachen sind das salzhaltige Waschwasser, der Mangel an Seife und das Leben in Zelten mitten in einem wüstenartigen Gebiet voller Sand. Wir können ihnen wenig mehr bieten als den Rat, Kratzen zu vermeiden und die Haut weich zu halten – falls sie irgendwo Hautcreme auftreiben können.

TAG 7

Mittwoch, 14. August 2024

»Das ist Amina«, sagt Rawand, als ich am Morgen zum »Gartenschuppenbüro« komme. »Sie war eingeschlossen und konnte nicht zur Arbeit kommen.« Noch bevor ich registriere, dass eine neue Kollegin da ist, stellt uns Rawand einander vor. Amina gibt mir einen Kuss auf jede Wange, und wir grüßen uns mit »Sabah al heer« – guten Tag – auf Arabisch. Sie spricht kein Wort Englisch, daher läuft die gesamte Kommunikation über Rawand. Ich bitte sie, Amina zu sagen, dass ich unglaublich froh bin, dass sie hier ist und vor allem dass sie in Sicherheit ist. Sie lächelt breit zurück.

»Es ist gut, wieder bei der Arbeit zu sein. Das Beste für mich ist, Menschen zu helfen«, übersetzt Rawand.

»Es ist gut, dich hier zu haben. Es ist wirklich eine Ehre, mit so wunderbaren, starken Menschen arbeiten zu dürfen, die unseren Patienten helfen, obwohl auch sie in diesem Albtraum leben. Das macht mir Mut«, antworte ich.

Als der Krieg ausbrach, bot Ärzte ohne Grenzen seinen lokalen Mitarbeitenden vollen Lohn, egal wie viel sie arbeiten konnten. Es wäre also einfach gewesen, zu Hause zu bleiben. Ich lege die rechte Hand auf mein Herz, um meine Worte zu betonen.

Amina und ich sehen uns an, während Rawand übersetzt. Aminas Augen sind von kleinen Lachfältchen umrahmt und strahlen Neugier, Verspieltheit und Wärme aus. Sie legt den Kopf leicht zur Seite und gibt mir eine neue Umarmung. Es fühlt sich an, als hätte ich eine Seelenverwandte gefunden.

Auf einer orthopädischen Station zu arbeiten, ist neu für mich, und es werden viele medizinische Begriffe verwendet, die ich noch nicht kenne. Wenn ich Gespräche zwischen Ärzten, Ärztinnen und Pflegefachkräften über ihre Arbeitsroutine höre, notiere ich mir oft Begriffe, die ich später am Tag googeln muss. Zum Beispiel, was ein »Ex-Fix« ist. Wenn Knochen zermalmt oder Brüche kompliziert sind, wie es durch Bombeneinschläge passiert oder wenn man unter zusammengefallenen Häusern begraben wird, muss etwas an dem Knochen befestigt werden, um ihn stabil zu halten, damit er richtig heilen kann. Zu Hause würde man die Bruchstelle öffnen und eine Metallplatte direkt am Knochen befestigen, bevor man die Wunde wieder verschließt. Hier ist das Verfahren jedoch zu riskant wegen der schlechten hygienischen Bedingungen. Stattdessen werden vier bis sechs Metallstangen durch kleine Löcher in der Haut in den Knochen geschraubt. Diese werden außen mit einer Metallstange verbunden, sodass der Knochen in der richtigen Position bleibt. Das verringert das Infektionsrisiko, sieht aber aus wie ein kleines Gerüst, das aus Armen, Beinen und Hüften herausragt. Ich habe das hier oft gesehen, nur wusste ich bisher nicht, wie es heißt.

Rami liegt still im Bett auf der orthopädischen Station. Er teilt das Zimmer mit fünf anderen, zwei Kindern und drei Erwachsenen, und an jedem Bett sitzen mindestens zwei oder drei Angehörige. Einige von ihnen schlafen nachts hier, andere kommen und gehen. Um einige Betten herum gibt es Stoffwände, die eine Illusion von Privatsphäre schaffen, aber nicht um Ramis. Der Zwölfjährige hat einen großen Ex-Fix, der aus seinem rechten Bein herausragt, ein physisches Zeugnis dessen, was er durchgemacht hat.

»Beide Eltern sind tot«, flüstert Sabah mir zu. »Aber niemand hat es ihm gesagt.«

Rami ist so dünn, dass seine Ellbogen wie Kugeln aus seinen mageren Armen hervorstehen. Im Moment ist er still und in sich gekehrt, aber sein Onkel, der neben seinem Bett sitzt, erzählt, dass er oft weint. Und dass er ohne Vorwarnung schrecklich wütend werden kann. Überlebende Familienmitglieder wechseln sich ab, um an seinem Krankenbett zu sitzen; sie sind überzeugt, dass es für ihn nicht gut wäre, wenn sie ihm erzählen würden, dass er ein Waisenkind ist. Sie glauben, Rami würde die Nachricht nicht verkraften oder würde anfangen, sich selbst aus Trauer und Frustration zu verletzen.

Sabah und ich sehen uns an. Was sollen wir sagen? Wir sind ziemlich sicher, dass der Junge es schon längst verstanden hat. Niemand in der Familie spricht mehr von seinen Eltern, und sie haben ihn in dem Monat, seit er hier ist, nicht besucht. Rami selbst sagt, dass er bei einer Tante leben wird, wenn er entlassen wird. Ja, er hat es verstanden.

Dennoch schwankt der Zwölfjährige zwischen Sorge und Hoffnung. Würde er die Bestätigung für das bekommen, was er sowieso bereits befürchtet, könnten die Unruhe und die plötzliche Wut durch einen natürlichen Trauerprozess ersetzt werden. Wir versuchen, mit der Familie darüber zu sprechen, wie sich Unruhe und Nervosität bei Kindern durch Nichtwissen verschlimmern. Dass sie oft glauben, es sei ihre Schuld, wenn sie keine gute Erklärung für das Geschehene erhalten. Aber wir stoßen auf taube Ohren. Die Diskrepanz zwischen dem, was ich fachlich als hilfreich für den Jungen ansehe, und dem, was die Familie leisten kann, ist groß und frustrierend. Wenn die Unsicherheit dominiert, füllen sich die Lücken oft mit Fantasien. Selbst in dieser Situation ist es möglich, sich etwas noch Schlimmeres als die Realität vorzustellen – zum Beispiel, dass die Eltern ihn nicht mehr lieben, weil er verletzt ist. Eine Sorge, die wir ihm gerne ersparen würden, doch wir können den Willen der Familie nicht übergehen.

Leicht enttäuscht gehen Sabah und ich weiter. Wir diskutieren, ob es eine Möglichkeit gibt, die Familie davon zu überzeugen, dass Offenheit das Beste wäre, auch wenn alle die Wahrheit vermeiden möchten. Oder haben sie recht, dass Rami sie nicht verkraften würde? Schließlich kennen seine Angehörigen ihn am besten. Wir denken, dass wir ihm helfen könnten, unabhängig davon, wie er auf die Nachricht reagieren würde, und werden es deswegen weiter versuchen. Die Zeit ist auf unserer Seite; Rami ist so schwach, dass er noch eine Weile im Krankenhaus bleiben wird.

Wir lassen uns auf die Bänke im Gartenschuppenbüro nieder, um etwas durchzuatmen.

»Möchtest du Mittag essen?«, fragt Balousha, der psychiatrische Krankenpfleger.

Ich bin nicht besonders gut darin, Angebote anzunehmen, also zögere ich ein wenig, aber er besteht darauf. Eine Frau steht in der Tür mit einem großen Teller voller Piroggen. Sie sehen frisch gebacken aus, und es riecht herrlich nach Hefegebäck.

»Okay, dann nehme ich eine.«

Mehrere Kollegen holen Münzen aus den Taschen. Erstaunlicherweise funktioniert das Bankensystem noch, auch wenn man 13 Prozent Gebühren für Abhebungen zahlt.

Die dreieckigen Teigwaren werden gezählt, bevor die Verkäuferin ein Schulheft herausholt. Ich stutze. Dann reißt sie eine Seite nach der anderen heraus, um das Essen darin einzuwickeln. Das Geräusch tut fast weh.

»Es gibt ja sowieso keinen Unterricht«, kommentiert Sabah, die meine Reaktion bemerkt hat.

Am Ende des Flurs auf der anderen Station liegt unsere jüngste Patientin. Sie ist zweieinhalb Jahre alt, hat große Augen, lange Wimpern, und ihre lockigen Haare sind zu einem süßen kleinen Pferdeschwanz gebunden. Als ich komme, sitzt sie im Bett und spielt mit einer Tante. Da sie klein und süß ist und alle Mitleid mit ihr haben, ist sie das Maskottchen der Station.

Bisher habe ich sie nur im Bett gesehen und ihr ein paar Mal zugewunken, wenn ich vorbeigegangen bin. Heute werde ich gebeten zu helfen, da sie zum ersten Mal seit Wochen ihr Zimmer verlassen soll. Sie wurde schnellstens hergebracht, nachdem eine Wand auf sie gestürzt war. Als sie aus dem Operationssaal geschoben wurde, waren beide Beine amputiert. Seit ihrer Aufnahme hat sie das Zimmer nicht verlassen, aber sie ist nun stark genug und bereit dafür, dass wir ihr helfen, wieder ins Leben außerhalb der vier Wände des Krankenzimmers zu finden. Die Eltern sind unsicher, wie sie darauf reagieren wird, ob sie sich schämen wird, weil sie keine Beine mehr hat, oder ob jemand einen Kommentar dazu abgeben wird. Als ein anderes Kind mit zwei amputierten Beinen hier war, flüsterte mir eine Kollegin zu, sie sei sich nicht sicher, ob es gut für das Kind sei, dass es überlebt habe. In jedem Fall wird das Kind in einem zerstörten Gaza, in dem es so wenig Hilfe gibt, ein Leben voller extremer Herausforderungen erwarten.

Unser Maskottchen versteht wohl nicht das Ausmaß ihrer Verletzungen und wirkt zufrieden, wenn sie im Bett spielt. Ich bleibe in der Türöffnung stehen, um ihr etwas Zeit zu geben, sich an mich zu gewöhnen. Es kommen in ihrer momentanen Situation viele Menschen, die um sie herum sind: Pflegefachkräfte, Ärzte, Physiotherapeuten, Sozialarbeiter und Psychologen.

Das kleine Mädchen schaut mich skeptisch an. Ich bin die seltsame Frau mit blasser Haut, blondem Haar und ohne Hidschab. Außerdem spreche ich merkwürdig. Sie lehnt sich an ihren Vater, als suche sie Sicherheit, und dabei werden die beiden Beinstümpfe unter dem Kleid sichtbar. Ein Bein ist fast bis zur Hüfte amputiert, das andere knapp unter dem Knie. Die Mutter, die neben ihr sitzt, hat beide Arme von den Fingerspitzen bis zu den Schultern in Gips.

Wie gewohnt versuche ich, durch Lächeln, Grimassen und Albernheiten Kontakt aufzubauen. Aber erst, als ich die Seifenblasen hervorhole, wird das Mädchen neugierig. Wir pusten ein paar Blasen im Zimmer, bevor wir uns langsam in Richtung des Gartens bewegen. Sie ist weiterhin in den Armen ihres Vaters, wirkt aber unsicher und will sicherstellen, dass die Mutter auch dabei ist. Als sie sieht, dass die Mutter mitkommt, pustet sie fröhlich weiter Blasen. Sie lächelt und kann von diesem Spiel nicht genug bekommen. Der Vater wird immer sicherer, dass es ihr gut geht, und schwingt sie in die Luft, um die Blasen zu erwischen.

Eine nach der anderen platzen sie, und schließlich lacht sie herzlich, so wie nur Zweijährige lachen können.

Das Lachen wirkt ansteckend auf die Umstehenden. Einige schauen auf und lächeln, ein paar andere kommen näher, weil sie dabei sein möchten. Dieses sorgenfreie Erlebnis mit diesem kleinen Kind zu teilen, wirkt wie eine Vitaminspritze für uns alle. Solange Kinder lachen können, gibt es Hoffnung.

Der Vater und das Mädchen machen einen kleinen Rundgang durch unseren kleinen Garten, bevor sie zurück ins Zimmer gehen. Der Übergang ins neue Leben und die Welt außerhalb ist ein bisschen weniger beängstigend geworden. Nun können die wundervollen Eltern allein weiter üben. Das Beste ist, wenn wir uns überflüssig machen können.

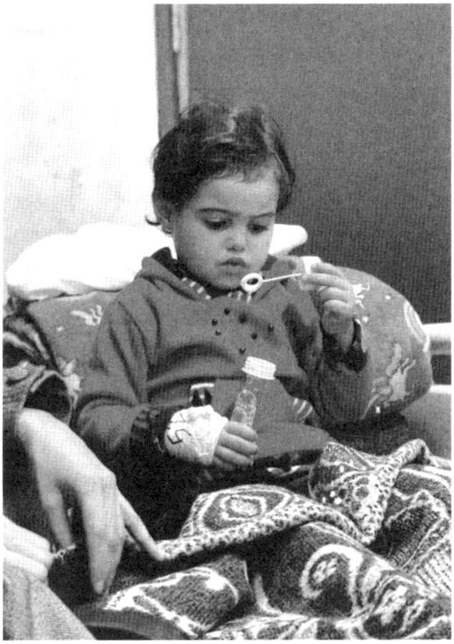

Seifenblasen sind eine gute Möglichkeit, in Kontakt zu kommen, wie hier mit Maria beim zweiten Aufenthalt.
© Glatz Brubakk

An der Atmosphäre im Auto auf dem Heimweg bemerken wir, dass etwas nicht stimmt. Stress, Frustration und Schlafmangel – hier ist niemand die beste Version seiner selbst. Heute ist einer der Chirurginnen der Kragen geplatzt. Ihre eigenen Erwartungen passen nicht dazu, ein Teil des großen Apparates zu sein, den Ärzte ohne Grenzen darstellt. Sie ist frustriert über die Routinen und dass sie sich unseren Sicherheitsanforderungen, Protokollen und Verfahren anpassen muss. Das Ergebnis war, dass sie die Leiterin des Pflegepersonals zusammengestaucht hat. Alle wollen in der kurzen Zeit, die wir hier sind, so viel wie möglich erreichen, und die Frustration, wenn etwas nicht funktioniert, liegt knapp unter der Oberfläche.

Nun sitzen zwei erwachsene Menschen im Auto und schmollen. Die Stimmung ist so angespannt wie die schwüle Hitze der Jahreszeit, und obwohl wir eigentlich viel zu erzählen hätten nach dem Arbeitstag, sitzen alle schweigend und schauen aus dem Fenster. Wir fahren an der örtlichen Apotheke vorbei, die in einem der improvisierten Zelte untergebracht ist. Die wenigen Medikamentenboxen, die sie hat, stapelt die Apothekerin auf die provisorischen Regale. Es sieht aus, als wären sie aus den Überresten einer Wand gebaut. In einem der Häuser, die wir passieren, gibt es noch einen bewohnbaren Raum im Erdgeschoss, sodass eine Großfamilie das Glück hat, ein etwas stabileres Dach über dem Kopf zu haben, als sie es sonst hätte. An einer Straßenecke steht ein kleiner Stand mit einem Gewirr aus Verlängerungs- und Ladekabeln: Keines der Zelte oder Häuser hat Zugang zu Strom, sodass dies für die meisten die einzige Möglichkeit ist, ihr Smartphone aufzuladen. Auch hier ist das eines der wichtigsten Besitztümer der Menschen. Auf ihm sind die Bilder, als die Kinder noch klein waren, und von den geliebten Menschen, die vielleicht inzwischen verstorben sind. So können die Menschen Erinnerungen an das Haus abrufen, das es nicht mehr gibt, aber auch alles dokumentieren, was verloren ging. Ohne das Smartphone könnten sie weder mit der Familie in Kontakt bleiben noch vor neuen Bombenangriffen gewarnt werden. Deshalb ist der Stand zum Handyaufladen immer gut besucht.

Zwischen den Reihen der improvisierten Zelte befinden sich einige kleinere, quadratische. Es sind Latrinen. Auch diese sind aus einem einfachen Gestell gebaut und mit einer Plane bedeckt. Wenn das gegrabene Loch voll ist, wiegt die Konstruktion so wenig, dass sie ein Stückchen weiter auf ein neues Loch versetzt werden kann. Die Glücklichsten haben einen Eimer, den sie im Meer ausleeren können.

Von einer Wäscheleine, die über eine Terrasse eines noch halb stehenden Hauses gespannt ist, flattern Kleidungsstücke. Weiter die Straße hinunter sehe ich ein Mädchen, das etwa zwölf Jahre alt sein muss. Die Farbe ihrer Hose ist vor lauter Flecken kaum noch zu erkennen. Wahrscheinlich hat sie sie die letzten zehn Monate getragen? Es sieht fast so aus. Sie zieht einen leeren Müllsack hinter sich her und stoppt bei jedem kleinen Müllhaufen, wahrscheinlich um zu sehen, ob sie etwas findet, das sich als Brennstoff für die kleinen Lehmöfen eignet, die viele zum Kochen verwenden. Alles ist knapp, also landen sowohl Pappfetzen als auch Plastikflaschen in dem Sack.

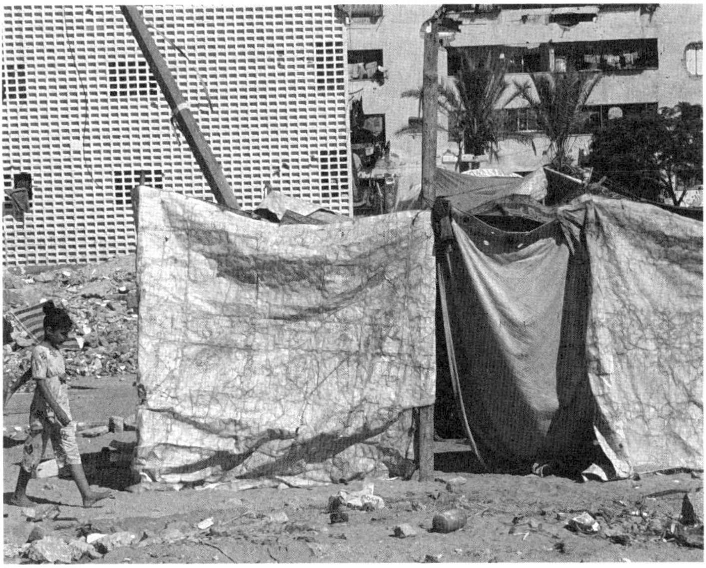

Zerstörte Häuser und improvisierte Zelte aus Plastikplanen dienen als behelfsmäßiges Zuhause. © Glatz Brubakk

An den kleinen Ständen, an denen wir vorbeifahren, werden die ungewöhnlichsten Dinge verkauft. Es muss wohl der Gipfel des Optimismus sein, dass ein Stand fünf Toilettenschüsseln verkaufen will, wo doch die meisten Abwasserleitungen zerstört sind und die Menschen in den improvisierten Zelten leben. Die provisorischen Friseursalons scheinen ein besseres Geschäftsmodell zu sein. In vielen Krisengebieten, in denen ich gearbeitet habe, gehörten gerade Friseur- oder Barbierläden zu den ersten Einrichtungen, die entstanden sind. Vielleicht, weil man nur einen Spiegel und eine Schere benötigt, um loszulegen, aber vielleicht auch, weil es mit Würde zu tun hat, einigermaßen ordentlich auszusehen, besonders wenn alles um einen herum zerstört ist.

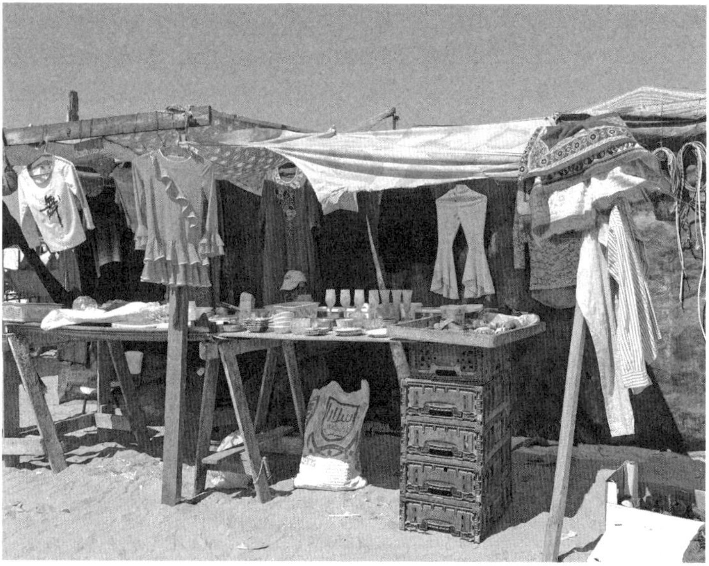

Verkaufsstände säumen die zerstörten Straßen. © Glatz Brubakk

Al-Mawasi, das einst ein dünn besiedeltes landwirtschaftliches Gebiet war, pulsiert vor Leben. Über 90 Prozent der zwei Millionen Palästinenserinnen und Palästinenser in Gaza mussten fliehen, und viele von ihnen drängen sich jetzt in der ungefähr 40 Quadratkilometer großen sogenannten humanitären Zone, zu der auch dieses Gebiet gehört. Es ist schwer, sich vorzustellen, wie es hier vor dem Krieg aussah, denn die ehemals leere Straße zwischen den verstreuten Höfen ist zu einer Einkaufsstraße geworden. Die

Stände stehen so dicht, dass man kaum noch etwas von der Landschaft sieht. Hier gibt es Gemüsestände, Berge von zerbombten Autos, Kohlehaufen und provisorische Bäckereien nebeneinander. Ich wünschte, ich könnte zum Krankenhaus laufen, statt im überhitzten Auto zu sitzen. Mit den Menschen sprechen, anhalten und vielleicht etwas kaufen, das ich nicht brauche, nur um Solidarität zu zeigen. Die vier Kilometer wären eine perfekte Strecke, um den Stress des Arbeitstags »abzulaufen«. Aber die Situation ist so instabil, dass wir das Risiko einfach nicht eingehen können.

Wäre die Stimmung im Auto lockerer, hätte ich gern meine Freude darüber geteilt, dass das kleine Mädchen mit den schrecklichen Brandwunden und dem Weinen vor Schmerz und Angst auf dem Weg der Besserung ist. Die Wunden an dem einen Bein sind so weit verheilt, dass kein Verband mehr nötig ist. Das andere Bein benötigt weiterhin fachkundige Pflege, sodass die Kleine wahrscheinlich noch eine Woche im Krankenhaus bleiben wird. Ihre Mutter Islam ist dankbar dafür. Obwohl sie auf dem Boden schläft und der kleine Bruder das Bett mit Massa teilen muss, ist es besser als das, was sie erwartet, wenn sie nicht mehr hier sein können. Im Krankenhaus fühlt sie sich einigermaßen sicher, und sie bekommen jeden Tag etwas zu essen.

Heute hatte ich Seifenblasen für Massa mitgebracht. Tief Luft zu holen, um vorsichtig zu pusten und so die bunten Blasen zu bilden, ist eine gute Möglichkeit, den Kindern zu helfen, sich zu beruhigen. So verängstigt und schnell gestresst, wie Massa ist, weiß ich, dass das wichtig für sie ist. Sowohl sie als auch ihr Bruder beteiligten sich eifrig an dem Spiel, die Blasen platzen zu lassen. Es ist erstaunlich, wie sehr sich die Massa, die entspannt ist, von derjenigen unterscheidet, die Angst hat. Von lächelnd zu schreiend. Von verspielt zu angespannt. Es ist, als wären es zwei völlig verschiedene Mädchen.

Während die Kinder den Seifenblasen hinterherjagten, fragte ich Islam, wo ihr Mann sei. Sie schüttelte den Kopf.

»Er ist in Syrien.«

»In Syrien?«, sagte ich überrascht. »Was macht er denn dort?«

Es stellte sich heraus, dass er vor zwei Jahren dorthin gegangen war, um seine Doktorarbeit in Chemie abzuschließen. Nun hat er keine Möglichkeit zurückzukehren. Durch ein geliehenes Smartphone konnte sie ihm mitteilen, dass ihr Haus bombardiert wurde, aber dass sie alle drei am Leben sind. Ansonsten gibt es kaum Kontakt. Sich ins Internet einzuloggen ist nicht leicht, und ein neues Smartphone kann sie sich nicht leisten.

Islam begann zu weinen. Massa hatte aufgehört zu spielen und hörte dem Gespräch still zu. Die großen, haselnussbraunen Augen zeigten eine Sorge, die ein Kind nicht tragen sollte. Dann nahm sie die Hand ihrer Mutter, um sie zu trösten.

Endlich angekommen, eilen die beiden schmollenden Frauen aus dem Auto. Sie sind wie Öl und Wasser und gehen schnell in verschiedene Richtungen. Auf unserem begrenzten Raum halten sie so viel Abstand wie möglich und ignorieren sich, wenn sie sich dennoch begegnen. Heute ist die fragile Illusion, an die wir uns alle klammern – der Glaube, dass wir es unberührt schaffen, im Krieg zu leben – zerbrochen.

TAG 8

Donnerstag, 15. August 2024

Die Stimmung ist immer noch nicht die beste, aber was mich am meisten plagt, ist die Hitze. Dass das die größte Herausforderung in einem Kriegsgebiet sein würde, hätte ich wirklich nicht gedacht, aber so ist es tatsächlich für mich. Mit dem Laptop auf dem Schoß versuche ich, etwas Büroarbeit nachzuholen, die ich während des Arbeitstages nicht geschafft habe. Ich habe den Ventilator voll auf mich gerichtet, um einigermaßen atmen zu können. Die drückende Hitze und die schwüle Luft saugen mir die Energie aus, sodass ich am Nachmittag völlig erschöpft vom Krankenhaus zurückkehre. Ich weiß, dass im Einsatz lange Arbeitstage erwartet werden und dass man sein Bestes gibt. Aber ich schaffe es einfach nicht. Der Körper protestiert. Das Meer, das nur 200 Meter entfernt ist, ist zu gefährlich, so ist der Ventilator die einzige Möglichkeit zur Abkühlung. Er läuft rund um die Uhr, aber das reicht nicht dafür aus, dass ich gut schlafen kann. Dazu noch die nächtlichen Bombenangriffe – und ich fühle mich morgens oft, als müsste ich mich selbst am Schopf aus dem Bett ziehen. Es ist verlockend, mich bei der Arbeit darüber zu beklagen, aber die anderen schlafen in Zelten, also behalte ich es für mich. Wie ich es auch drehe und wende, ich bin privilegiert. Sehr privilegiert. Ich wohne in einem Haus, wir haben Shampoo, und gestern Abend haben wir sogar einen Kühlschrank bekommen. Nagelneu und noch mit Transportband an den Türen. Ich weiß nicht, wie unsere Leute ihn aufgetrieben haben, aber der Jubel war groß, als er hereingetragen wurde. Am liebsten hätte ich alle Fächer entfernt und wäre selbst hineingeklettert, aber zumindest können wir jetzt kaltes Wasser trinken. Ich bin wirklich privilegiert!

Es ist ein unruhiger Tag. Am Vormittag kam die Nachricht von einer neuen Evakuierungsanordnung, und die Häuserblocks, die vor der Bombardierung geräumt werden sollten, liegen nur ein paar Kilometer vom Krankenhaus entfernt. Zwar habe ich mich daran gewöhnt, dass die fernen Bombeneinschläge immer im Hintergrund zu hören sind, aber trotzdem erschrecke ich jetzt, als ich die Druckwelle im Zwerchfell spüre. Instinktiv zucke ich zusammen und schaue mich um, um zu sehen, ob jemand anderes reagiert. Meine Kolleginnen und Kollegen blinzeln nicht einmal.

Auf der Bank vor der offenen Gartenschuppentür sitzt eine Frau, die meine Irritation darüber, dass niemand reagiert, bemerkt. Sie lächelt freundlich und neigt den Kopf zur Seite, als wolle sie mich beruhigen, dass es nicht gefährlich ist. Dann sagt sie etwas, das ich nicht ganz verstehe, also stehe ich auf und gehe zu ihr, um sie besser zu hören. Es stellt sich heraus, dass sie Ingenieurin ist und gut Englisch spricht. Wie so viele hier. Ihre Geschichte ist wie die meisten anderen: Ihr Haus ist zerstört, sie ist zweistellig oft geflüchtet, hat keine Arbeit und lebt in einer kleinen Behausung ohne Wasser und Strom. Wie so viele andere sagt sie, dass sie erschöpft sei. Dass sie nicht weiß, wie lange sie noch durchhält. Sie hat sich an die Bomben gewöhnt und sich damit abgefunden, dass sie sterben könnte. Sie hat nicht die Kraft, noch einmal umzuziehen. Sie hat keine Kraft, das Wenige, das ihre Familie besitzt, zusammenzupacken, die kleinen Schulkinder an die Hand zu nehmen und einen neuen Ort zu suchen, der vermutlich auch nicht sicher sein wird.

»Sterbe ich, dann sterbe ich. Ich habe keine Kraft mehr zu kämpfen. Mein einziger Wunsch ist es, mit meinen Kindern zusammen zu sterben.«

Es dauert eine Weile, bis die Worte bei mir richtig ankommen. Sie ist zweifache Mutter wie ich. Sie liebt ihre Kinder wie ich. Aber sie kann sie nur dadurch schützen, dass sie hofft, dass sie keine Waisen werden.

Kurz nach dem lautesten Dröhnen des Tages lese ich eine nüchterne Nachricht in der WhatsApp-Gruppe, in der das ganze Team ist: »There is a mass casualty incident.« Der Begriff bedeutet, dass mindestens vier Menschen getötet oder schwer verletzt wurden. Diesmal sind 17 Tote und 20 Verletzte in der Notaufnahme im anderen Teil des Krankenhauses angekommen.

»Ein durchschnittlicher Tag«, kommentiert eine Kollegin trocken. Sie ist seit drei Wochen hier. Morgen werden wahrscheinlich einige der Verletzten auf unsere Station verlegt.

Der Abend bringt frischen Wind in Form einer neuen Kollegin. »Hallo, ich bin Erica«, sagt sie fröhlich und hüpft beinahe durch die Tür. Sie ist die neue Teamleiterin für die Pflegekräfte, und dies ist ihr zweiter Einsatz in Gaza. Sie begrüßt zuerst uns, die in der Nähe sind.

»Hallo, ich heiße Katrin und bin MHAM«, stelle ich mich vor.

»Ich bin EMTL«, sagt die Frau neben mir.

»Und ich bin WatSan«, sagt der Dritte, ein Mann.

Ärzte ohne Grenzen hat ein eigenes Handbuch für all die Abkürzungen, die wir verwenden, ob für Verfahren oder für Titel. Erica ist eine unserer sehr erfahrenen Einsatzkräfte, und die wenigen Buchstaben sagen ihr, dass ich für psychische Gesundheitspflege verantwortlich bin, die andere Kollegin medizinische Teamleiterin und der Mann für Wasser und Sanitäraufgaben zuständig ist.

Die nächste Frage bei neuen Teammitgliedern ist immer, woher man kommt und wie lange man bleibt.

Erica ist Deutsche und war im Mai schon einmal hier. Diesmal soll sie für sechs Wochen bleiben. Wenn kein Ersatz für sie gefunden wird, vielleicht sogar acht Wochen. Da es im Frauen-Schlafsaal kein freies Bett gibt, sichert sie sich das Bett in einer Ecke des Männer-Schlafsaals. Sie wirft ihren Rucksack lässig ab und sieht sich um, um herauszufinden, was sie wiedererkennt und was neu ist. Sie begrüßt die Katzen, schlendert ein wenig durch die Räume und entdeckt dann den Kühlschrank. Sie öffnet und schließt ihn, als könne sie es kaum glauben.

»Als ich das letzte Mal hier war, habe ich mich so sehr nach etwas Kaltem zu trinken gesehnt. Oh, das ist einfach toll«, sagt sie mit einem breiten Grinsen.

TAG 9

Freitag, 16. August 2024

Ein neuer Freitag und der Feiertag der Woche. Bei den meisten Einsätzen sind die Kolleginnen und Kollegen ziemlich gesellig. Wir haben ähnliche Wertvorstellungen, mögen die gleiche Art von Arbeit und haben alle Freundinnen, Freunde und Netzwerke verlassen, auf die wir zu Hause normalerweise angewiesen sind. Ohne andere, mit denen man die Freizeit verbringen kann, knüpft man leicht neue Freundschaften.

Hier jedoch machen wir alle weitgehend unser eigenes Ding, wenn wir nicht arbeiten. Wir schlafen im selben Raum, teilen den Frühstückstisch und das Abendessen, sitzen eng zusammen im Auto auf dem Weg zur Arbeit und zurück und haben keinen Ort, an dem wir ganz allein sein können. Ich glaube, es fällt besonders den Introvertierten schwer. Wenn der Freitag kommt, versucht jeder, seine Privatsphäre zu wahren. Zum Glück ist die Stimmung zwischen den beiden, die vor ein paar Tagen aneinandergeraten sind, besser. Die medizinische Teamleiterin hat das Problem angesprochen. Nach einigen klärenden Gesprächen, einer Einigung darüber, wie die beiden zusammenarbeiten können, und vor allem nach einer Entschuldigung hat sich die Frustration gelegt. Wenn die Gefühle nicht hochkochen, ist es leichter, sich klarzumachen, dass wir alle, trotz unterschiedlicher Arbeitsmethoden und Erwartungen, auf dasselbe Ziel hinarbeiten.

Eigentlich ist es erstaunlich, dass es nicht mehr Konflikte gibt. Wir kommen aus so unterschiedlichen Ländern wie Japan, Brasilien, Großbritannien, Australien, Deutschland und den USA. Sogar das winzige Andorra ist vertreten. Die Ansichten über

Arbeitsmethoden, Ethik, Respekt und Hierarchie sind völlig verschieden. Wir haben keine Zeit für Teambuilding – wir beginnen zu arbeiten, sobald wir den Boden des Einsatzgebiets betreten. Wir müssen uns einfach an die Kultur im Team und im Land anpassen. Viele Male, wenn ich im Einsatz war, habe ich mich darüber gewundert, wie wir es meistens schaffen, dass es funktioniert. Bei dem Stress, unter dem wir hier leben und arbeiten, ist es kein Wunder, dass es manchmal Reibereien gibt.

Einige bleiben den größten Teil des Tages im Bett und lesen, andere sitzen auf dem Platz zwischen dem Haus und dem Parkplatz mit dem abgenutzten Kunstrasenbelag. Und manche telefonieren nach Hause, um die Sehnsucht zu stillen oder besorgte Familienmitglieder zu beruhigen. Ich habe mit meiner Familie vereinbart, dass ich ab und zu Nachrichten schicke, besonders wenn es in der Nähe viele Kriegshandlungen gibt. Einmal die Woche telefonieren wir. Zu häufige Absprachen können zu unnötiger Sorge führen, falls das Netz ausfällt und ich nicht wie vereinbart anrufen kann. Sie haben sich entschlossen, in diesen Wochen jegliche Nachrichtensendungen und -berichte zu vermeiden.

Nach einem ruhigen Start in den Tag gehe ich ins Büro im zweiten Stock, um etwas Papierkram nachzuholen. Besonders die Dienstpläne machen mir zu schaffen. Da wir sowohl das Krankenhaus als auch die kleine Strandklinik mit einem Team abdecken müssen, in dem einige Teilzeit arbeiten, fühlt es sich manchmal an, als würde ich ein Puzzle mit beweglichen Teilen zusammensetzen. Außerdem muss ich mehr Seifenblasen und Zeichenpapier bestellen und einige E-Mails an meine Chefs in Jerusalem und Amman schicken.

Meine australische Kollegin singt ein wenig schräg zur Musik, die sie über Kopfhörer hört, und der Logistikleiter seufzt schwer über den Papieren vor sich. Er erwähnte heute Morgen, dass es einige Dinge gibt, die nicht zu beschaffen sind, und ich nehme an, dass er sich den Kopf zerbricht, mit welchen Notlösungen das Krankenhaus und das neue Feldkrankenhaus, das wir weiter nördlich bauen, funktionieren können. Durch die offenen Fenster hört man regelmäßig das typische Rattern, das ich für Maschinengewehre halte. Das Summen der Drohnen ist die ganze Zeit da, sodass man es nur hört, wenn man bewusst darauf achtet. Es ist ein Teil der Hintergrundgeräusche, genauso wie die Rufe der Verkäufer auf der Straße und das charakteristische Esel-Geläut.

Der gesamte Gazastreifen ist in kleine, meist quadratische, nummerierte »Kuchenstücke« unterteilt – sogenannte Blöcke. Das Nasser-Krankenhaus befindet sich in Block 107 in der Stadt Khan Younis, während das Haus, in dem wir wohnen, im Block 90 in Al-Mawasi an der Küste liegt. Dieses System wurde geschaffen, damit die israelische Armee vor militärischen Aktionen warnen und die Menschen dazu auffordern kann, vor Angriffen zu fliehen. Alle Smartphones in der Nähe erhalten eine SMS, und täglich gehen Nachrichten wie diese ein:

»Warnung: An alle Bewohner der Blöcke 45, 50, 200, 219. Sie befinden sich in einer gefährlichen Kriegszone! Die IDF wird umfangreiche Operationen gegen Terrororganisationen durchführen. Zu Ihrer eigenen Sicherheit empfehlen wir, sofort in die humanitäre Zone zu evakuieren.«

Selbst wenn ich vor der Karte stehe und versuche herauszufinden, wo sich welche Blöcke befinden, ist es nicht leicht, das System zu durchschauen. Block 35 grenzt an Block 2375, Block 55 an Block 104. Die Karte ist übersät mit Linien und Zahlen, und da die Zahlen keiner offensichtlichen Logik folgen, kann ich nicht herausfinden, wie viele Felder es insgesamt gibt. Der Gazastreifen ist nicht mehr als 40 Kilometer lang und 10 Kilometer breit, und so sind die Felder in Wirklichkeit nicht größer als ein durchschnittliches Wohngebiet in Europa. Deshalb ist es schwierig, den Überblick über alle Blöcke zu behalten. Die letzten zehn Monate Krieg haben ja auch gezeigt, dass das System keineswegs funktioniert. Gestern war übrigens der Tag, an dem die offiziellen Todeszahlen 40 000 überschritten haben.

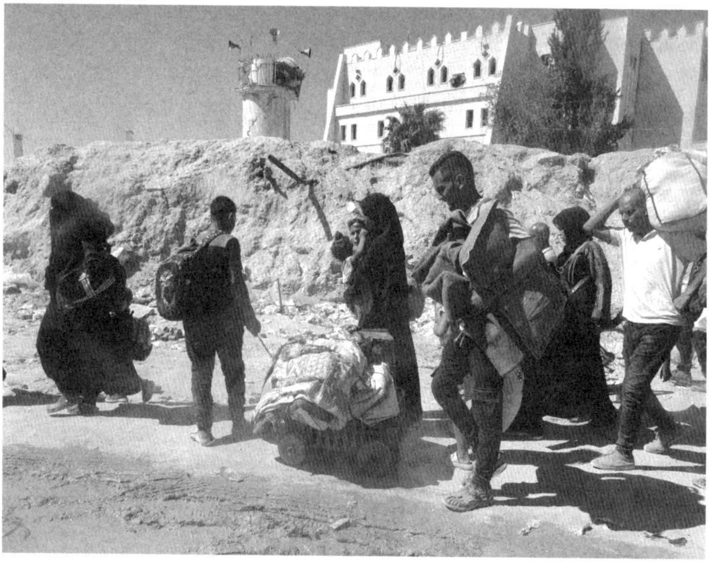

Es gibt regelmäßig Aufrufe zur Evakuierung. Viele Menschen sind bereits über zehnmal mit dem Nötigsten »umgezogen«. © Glatz Brubakk

Es ist Abend, und ich habe den wöchentlichen Anruf nach Hause getätigt, um meinen Mann zu beruhigen, dass ich nicht in Gefahr bin. Ich erzähle ihm, dass ich hin und wieder das Dröhnen von Bomben hören kann, aber dass sie weit entfernt sind. Zwanzig Sekunden nachdem ich aufgelegt habe, ertönen zwei mächtige Einschläge nacheinander, sodass die Fenster beben.

Ich kauere mich instinktiv zusammen und rutsche fast von dem unbequemen Plastikstuhl, den ich als Bürostuhl benutze. Es ist verlockend, zum Fenster zu gehen, um zu sehen, was passiert, und nach der Rauchwolke Ausschau zu halten, die immer nach einem Bombeneinschlag aufsteigt. Aber genau das wurde uns als Vorsichtsmaßnahme untersagt, falls weitere Einschläge folgen. Während ich zusammengekauert auf dem Boden sitze, kommen zwei unserer Wachleute ins Büro gestürmt. Obwohl sie seit zehn Monaten in diesem Krieg leben, haben auch sie auf diese Einschläge reagiert. Sie haben aber gelernt, die Entfernung der Kriegshandlungen gut einzuschätzen, und gehen daher direkt zum Fenster, um Ausschau zu halten. Dann bemerken sie mich auf dem Boden und beruhigen mich. »Es ist alles in Ordnung«, sagen sie. »Wir sind nicht in Gefahr.«

Gemeinsam spähen wir aus den Bürofenstern. Etwas links am Horizont steigt eine weiße Rauchwolke auf. Diesmal traf es die Stadt Rafah, zwei bis drei Kilometer weiter südlich.

»Das ist nichts«, sagt einer der Wachleute. »Ich komme aus Gaza-Stadt, und bevor wir flohen, gab es stundenlange Bombardements. Bum, bum, bum, ohne Pause.«

Er schlägt die Faust in die Handfläche, um es zu verdeutlichen. »Stell dir das vor! Stell dir das vor!«, sagt er laut und sieht mich eindringlich an.

In meiner ersten Woche habe ich das immer wieder erlebt – wenn ich bei einer Bombenexplosion oder dem schnellen Rattern der Maschinengewehrsalven von Kampfhubschraubern zusammenzucke, werde ich mit verwunderten Blicken und Geschichten konfrontiert, die von viel schlimmeren Erlebnissen berichten. Davon, dass sie miterlebten, wie ihr Haus in einen Schutthaufen verwandelt wurde, dass sie oder Familienmitglieder verletzt wurden oder wie sie die Körperteile von Menschen, die sie kannten, sammelten, nachdem sich der Bombenstaub gelegt hatte. Sie erzählen es, als sei es etwas Alltägliches. Weil es genau das geworden ist.

Aber für mich ist es das nicht. Das Erlebnis war ziemlich erschreckend. Vielleicht ist das der Grund, warum ich einer guten Freundin, mit der ich schon einmal ein Buch geschrieben habe, eine Nachricht sende:

»Ich versuche, jeden Tag über das zu schreiben, was ich sehe und denke. Ich schicke die Notizen an meine eigene Mailadresse. Würdest du ein Buch daraus machen, falls ich nicht nach Hause komme?«

TAG 10

Samstag, 17. August 2024

Der Bildschirm meines Handys leuchtet auf, und ein Piepton kündigt den Eingang einer neuen SMS an. Noch bevor ich mir den Schlaf aus den Augen reiben kann, flattern die Evakuierungsbefehle herein. Heute Nacht haben die Fenster meines Schlafzimmers richtig stark gezittert, und ich bin mehrmals mit rasendem Herzen aufgewacht. Und offenbar soll es weitergehen. Den Evakuierungsbefehlen zufolge sind Angriffe auf eine Reihe von Stadtteilen geplant. Die sachliche Aufzählung der Blocknummern lässt mich fast vergessen, worum es hier wirklich geht: dass womöglich ganze Stadtteile dem Erdboden gleichgemacht werden. Dass Kinder, Jugendliche und Alte in Panik fliehen müssen. Dass einige sterben und viele verletzt werden. Erst wenn ich diese nüchternen Meldungen in menschliches Leid übersetze, verstehe ich wirklich, was ich da lese.

Die Routine vor der Abfahrt ins Krankenhaus ist immer die gleiche: ein schnelles Frühstück, ein »Guten Morgen« an die Frau, die das Geschirr spült und unsere Wäsche wäscht, überprüfen, dass Laptop, Wasserflasche und Notfallset im Rucksack sind, und dann die weiße Weste von Ärzte ohne Grenzen überziehen. Der Prozess ist fast wie eine Verwandlung: Es ist, als würde ich mir das notwendige psychologische Schutzschild anlegen, bevor wir die Tore zur Außenwelt öffnen.

Das Leid ist offensichtlich, sobald wir aus unserem geschützten Garten hinter den Mauern treten, aber wir konzentrieren uns auf die Kinder, die winken und »Hello« rufen, wenn wir vorbeikommen. Wir plaudern über die Pläne des Tages oder über das

Wetter. Wir müssen das tun. Wenn wir das Ausmaß dieses Leids vollständig an uns heranließen, würden wir wahrscheinlich zusammenbrechen. Niemand kann oder sollte das aushalten müssen. Wahrscheinlich holt es uns an dem Tag ein, an dem wir nach Hause fahren. Aber jetzt müssen wir einfach funktionieren. Dafür sind wir hier.

So denkt es mein Einsatz-Alter-Ego. Ich mag es nicht, denn tief im Inneren glaube ich, dass es professionell ist, sich berühren zu lassen – es ist wichtig, um nicht abgestumpft, zynisch und gefühllos zu werden. Ich habe das in anderen Projekten erlebt: Erfahrene Kollegen, die viel Elend gesehen haben, schalten ihre eigenen Gefühle ab, um mit dem Leid der anderen klarkommen zu können. Manche reagieren nicht einmal mehr, wenn Kinder sterben, andere sind einfach wie betäubt und empfinden auch keinerlei Freude mehr. Ich denke, dass sie eine Pause brauchen, um wieder sie selbst zu werden. Meine größte Angst ist, dorthin zu kommen, und doch weiß ich, dass ich jetzt nicht auf das extreme Leid und meine Gefühle eingehen kann. Ich muss warten. Das Gefühl von Übelkeit, das sich aufgebaut hat, ist jedoch ein Zeichen dafür, dass diese Strategie ihren Preis hat.

Der Arbeitstag beginnt damit, dass ich nach einem 16-jährigen Mädchen sehe, das gestern Abend versucht hat, sich das Leben zu nehmen. Ihre Augen sind schwer durch Splitter verletzt. Sie kann noch auf einem Auge sehen, aber die Schmerzen waren schwer zu lindern – sie waren unerträglich. Als sie das Gefühl hatte, dass ihre Kraft, sowohl den Schmerz als auch die Situation zu ertragen, schwand, erschien der Tod als eine gute Alternative. Ein Mensch kann für eine überraschend lange Zeit Nöte bewältigen, aber jeder hat seine Grenze. Dieses Mädchen erreichte ihre gestern. Ihre Mutter ist warmherzig und fürsorglich, aber auch sie ist erschöpft. Wie kann sie ihrer Tochter helfen?

Eine unserer Beraterinnen kennt das junge Mädchen mit den trübsinnigen Gedanken schon länger, und ich überlasse ihr die Betreuung der 16-Jährigen und ihrer Mutter. Viele Male am Tag denke ich darüber nach, wie gut wir den Patientinnen und Patienten helfen könnten, wenn die Bedingungen anders wären. Wenn nicht ständig die Angst vor dem Tod, vor Verletzungen oder vor Flucht über ihnen schweben würde. Wenn wir Medikamente hätten, die besser helfen. Wenn wir Stabilität, Schutz und Ruhe geben könnten. Das Einzige, was wir ihnen jetzt anbieten können, ist Hilfe beim Durchhalten und vielleicht Prävention, damit die Symptome nicht chronisch werden. Und Menschlichkeit und Wärme. Das ist weit davon entfernt, ideal zu sein, aber eben alles, was wir jetzt machen können. Und dann bitten wir den Arzt höflich, die Dosis an Schmerzmitteln zu erhöhen.

Als ich zum Gartenschuppen zurückkehre, erzählt mir Rawand, dass einer unserer Kollegen heute nicht kommt. Er ist einer von denen, die von der Evakuierungsanordnung betroffen sind, doch er kann nicht fliehen. Er hatte keine Zeit, seine Sachen zu packen, bevor die Quadrokopter über seinem Viertel zu kreisen begannen, und jetzt trauen sie sich nicht mehr heraus, erzählt sie.

»Quad – was?«

»Quadrokopter. Weißt du nicht, was das ist?«

Rawand sieht mich verwundert an. Das weiß doch jeder, oder? Aber ich spreche die Sprache des Krieges noch nicht fließend und bitte sie, es mir zu erklären.

»Das sind Drohnen mit automatischen Waffen.«

100 000 Menschen mussten heute erneut fliehen. Die Zahl ist so hoch, so abstrakt und so schwer zu fassen. Aber jetzt, da ich weiß, dass mein Kollege Teil von dieser Zahl ist, gefangen zwischen schießenden Drohnen und bevorstehenden Bombardements, ist es schwer, an etwas anderes zu denken.

Wo die Menschen wohnen und ob sie evakuiert werden müssen, ist das Hauptthema des Vormittags. Auch einer unserer Physiotherapeuten hat heute Morgen die Nachricht erhalten, dass er das Gebiet verlassen muss. Er schloss sich jedoch nicht der Menschenmenge an, die erneut einen Platz suchen muss, um sich niederzulassen. Stattdessen ging er wie gewohnt zur Arbeit. In den letzten zehn Monaten musste er immer wieder seine wenigen Habseligkeiten packen, um einen neuen Ort zu finden, an dem er sein kleines Zelt aufstellen kann. Für ein weiteres, neuntes Mal hat er keine Kraft mehr, erzählt er. Nun lässt er das Schicksal entscheiden.

»Zu sterben ist leicht«, sagt er. »Dann bist du weg und spürst keinen Schmerz mehr. Das Leben ist es, was schwierig ist.«

Leben und Tod. Darum geht es im Gazastreifen meistens. Nicht nur als direkte Folge der Kämpfe. Jouda, einer unserer Sozialarbeiter, ein fast zwei Meter großer Mann voller Wärme und Fürsorge – dem ich daher recht schnell den Spitznamen »sanfter Riese« gegeben habe –, steht im Gartenschuppen und weint. Er hat gerade erfahren, dass ein naher Verwandter von ihm gestorben ist. Der Verwandte war schon lange krank, aber nicht lebensbedrohlich. Als der Krieg ausbrach und die Grenzen geschlossen wurden, wartete er noch immer auf seine Papiere, um Gaza verlassen und woanders die richtige Behandlung erhalten zu können. Sie kamen zu spät. Er ist wegen des Krieges tot, wird aber nie in die Kriegsstatistik eingehen.

»Bist du bereit, die Truppe zu treffen?«, sagt die medizinische Teamleiterin lächelnd, als sie ihren Kopf ins Büro steckt. Sie hat ihren Rucksack bereits gepackt und meint, es sei Zeit, für heute nach Hause zu gehen.

Die »Truppe« ist die Gruppe von Kindern, die uns oft erwartet, sobald wir durch die Tür des Krankenhauses nach draußen treten. Besonders dann, wenn wir etwas später als gewöhnlich gehen und das Abendessen für unsere Patientinnen und Patienten bereits serviert wurde.

Es begann damit, dass ein paar Kinder hereinschauten und Restmahlzeiten von den Pflegefachfrauen der Spätschicht bekamen. Doch das Gerücht, dass es hier kostenlose Mahlzeiten gibt, verbreitete sich schnell, und bald vervielfachte sich die Zahl der Kinder.

Mit großen, flehenden Augen und einem Metallteller, einer Plastikwanne oder einem Kochtopf in der Hand warten sie direkt vor der Eingangstür. Einige von ihnen kommen wahrscheinlich aus Familien, die Zugang zu Nahrung haben, die aber die Gelegenheit nutzen, ihr knappes Budget zu schonen, indem sie hier ihre Töpfe füllen lassen. Andere sehen sehr mager aus und haben vielleicht schon lange nicht mehr genug zu essen gehabt.

Alle tragen abgenutzte und schmutzige Kleidung, und nur eines der Kinder hat Schuhe an den Füßen. Am liebsten würde ich sie alle mit nach Hause nehmen. Doch genau das ist die Herausforderung, wenn man in Krieg und Krisen arbeitet – man muss hart bleiben, damit diejenigen, die es am dringendsten brauchen, Hilfe erhalten.

TAG 11

Sonntag, 18. August 2024

»Es fühlte sich an, als ob gestern Nachmittag der Dritte Weltkrieg ausgebrochen wäre. Sie haben ihre Bomben direkt neben unserem Zelt abgeworfen«, sagt Hanan, die Laborleiterin, als ich sie kurz vor der Morgenbesprechung treffe.

Normalerweise begrüßen wir uns nur kurz, aber heute hatten wir beide das Bedürfnis nach einer Umarmung. Die Nachricht, die Hanan früh am Morgen an die WhatsApp-Gruppe geschickt hat, liegt mir noch immer schwer im Magen.

»Ich möchte meine Gedanken von gestern Abend mit euch teilen. Meine absolut friedlichsten Momente waren, als ich mich vor dem Krieg auf das Dach meines Hauses legte und die Sterne betrachtete ... Daran dachte ich, als ich heute Nacht meinen erschöpften Körper schwer auf den heißen Sand neben meinem Zelt legte.

Diesmal folgten meine Augen den dröhnenden Drohnen, die am Himmel kreisten, oft begleitet von Blitzlichtern, wenn Raketen durch die Luft flogen, gefolgt von tiefem Grollen. Ich hatte mich beeilt sicherzustellen, dass alles in Ordnung war: Jedes meiner Kinder hatte seine ID-Karte, ein Handy und 200 Schekel bei sich, falls wir in verschiedene Richtungen fliehen müssten.

Ich war anständig gekleidet und hatte den Hidschab an, für den Fall, dass ich getötet würde. Kurz dachte ich, ich sollte schon mal meine einzigen Schuhe anziehen, da ich vielleicht keine Zeit hätte, sie noch überzustreifen, wenn wir angegriffen würden. Aber ich war zu müde dafür.

Ich wandte meinen Kopf, um die beiden Fahrräder zu überprüfen, an die wir einen Gaszylinder, Batterien, einen Ventilator und ein So-

larpanel festgeschnallt hatten. Wir brauchen keine Matratzen mitzunehmen, da wir beim letzten Mal, als wir evakuiert wurden, weder die Zeit noch die Kapazität hatten, sie mitzubringen.

Ich bemerkte, dass die Wasserflasche fehlte, aber ich sagte mir, dass wir eine kaufen könnten. Ich schaute auf meine Kinder, die auf dem Boden lagen, mit ihren Schuhen und Taschen neben sich. Ich legte meine Hand auf meine eigene Tasche und befestigte den Erste-Hilfe-Kasten daran. Dann schaute ich nach, ob die Stirnlampe noch um den Hals meines Mannes hing.

Ich rezitierte einige Koranverse mit tiefem Glauben an Gott. Es wurde eine lange Nacht des Wartens auf die nächste ›Überraschung‹, die kommen musste.

Ich bin mir nicht sicher, ob es ein Glück ist oder nicht, dass wir noch am Leben sind. Aber ich bin sicher, dass wir alle zu leeren Körpern mit tief traumatisierten Seelen geworden sind.«

»Danke, dass du so bewegend schreibst, auch wenn es herzzerreißend ist. Wäre es für dich in Ordnung, wenn ich es teile? Ich finde, die Welt sollte wissen, was ihr durchmacht«, sage ich.

»Absolut. Teile es, soviel du willst«, nickt Hanan.

»Da kommt mein Sohn.« Sie streckt den Arm aus, um ihm zu signalisieren, dass er herkommen und mich begrüßen soll.

Da ich ihn noch nie gesehen habe, bin ich überrascht, dass auch er hier im Krankenhaus arbeitet – wie sich herausstellt, auf einer anderen Station am anderen Ende des Gebäudes.

»Wie hast du die Nacht erlebt?«, frage ich ihn.

»Es war schrecklich«, sagt er spontan.

»Aber wir haben uns daran gewöhnt. Also haben wir Kaffee getrunken, während es krachte. Kaffee und Bomben, sozusagen«, sagt er lachend, bevor er zu seinem Meeting eilt.

Die übliche Runde im Leitungsteam mit Updates darüber, wie viele Patientinnen und Patienten seit gestern entlassen und neu aufgenommen wurden, endet wie immer mit einem Bericht darüber, welches Material fehlt. Das ist mittlerweile ein fester

Punkt auf der Tagesordnung. Heute sind die Einweghandschuhe ausgegangen. Es gibt Gerüchte, dass wir vielleicht 200 Stück von einer anderen Organisation bekommen könnten. Wir nehmen, was wir kriegen können, und hoffen, dass es reicht, bis endlich einer der vielen Lkw mit Ausrüstung und Hilfsgütern, die an der Grenze feststecken, durchgelassen wird. Der Leiter des Operationssaals schüttelt frustriert den Kopf. 200 Handschuhe sind das, was sie normalerweise an einem einzigen Tag verbrauchen. Aber er kommentiert es nicht – dass uns Material fehlt, ist nichts Neues.

Ein weiteres Kind schreit. Die Schreie sind so durchdringend, dass ich mich wundere, warum niemand darauf reagiert oder nachsieht, was los ist. Ich folge dem Geräusch, bis ich hinter einem der Vorhänge eine Mutter und ihre Tochter finde. Das siebenjährige Mädchen hat ein Auge verloren. Sie ist hier, um die Fäden ziehen zu lassen, hat aber panische Angst. Sie sitzt ganz am Rand der schwarzen Behandlungsliege, ihr Körper ist angespannt. Ihr Gesicht ist hochrot, und sie schreit aus voller Kehle. Die Mutter hält sie fest am Arm, damit sie still sitzen bleibt. Der Krankenpfleger versucht vorsichtig, die Schere in die Nähe der Augenhöhle zu bringen, um den nächsten Faden zu durchtrennen. Es scheint, als sei er so auf seine Arbeit konzentriert, dass er die Verzweiflung in den durch Mark und Bein gehenden Schreien des Mädchens nicht wahrnimmt.

Obwohl ich das Mädchen erst vor zehn Minuten kennengelernt habe, wage ich es, hinter den Vorhang zu treten, um zu helfen. Im selben Moment gibt die Mutter dem weinenden Mädchen einen kräftigen Klaps auf den Hinterkopf. Sie hofft wohl, dass ihre Tochter sich zusammenreißt. Mein erster Impuls ist, etwas zu sagen, aber ich unterdrücke ihn. Ich muss eine Balance finden zwischen der Hilfe, die ich leisten will, und der Akzeptanz der Kultur, in der ich arbeite, in der Schläge noch akzeptierter sind als in Europa

Sowieso bin ich nicht hier, um die Mutter zu korrigieren, sondern um das Mädchen zu unterstützen, damit sie die für sie notwendige medizinische Behandlung durchsteht. Statt einen Kommentar abzugeben, hole ich die Seifenblasen hervor. Schon mit dem ersten Pusten habe ich die Aufmerksamkeit des Mädchens gewonnen. Sie beobachtet, wie die Blasen durch den Raum schweben und dann sanft auf den Boden sinken. Die Schreie verwandeln sich allmählich in leises Schluchzen, während sie eine Hand hebt und nach einer der größten Blasen greift.

Als der Krankenpfleger eine Pause macht, biete ich dem Mädchen an, selbst zu pusten. Sie atmet tief ein, und neue regenbogenfarbenen Blasen fliegen durch den Raum. Das Atmen und die Konzentration auf etwas anderes als ihre Angst helfen ihr, sich ein wenig zu entspannen. Wir wechseln uns mit dem Pusten ab, bis alle Fäden entfernt sind und eine neue Kompresse über der Augenhöhle befestigt ist.

Der kleine Körper von Adam wirkt noch winziger in dem riesigen Krankenbett, das zurück in sein Zimmer geschoben wird. Er schläft, nachdem er wieder einmal im Operationssaal war, um den Verband an dem verbliebenen Beinstumpf und der großen Wunde an der Rückseite seines Oberschenkels zu wechseln. Die Verletzungen heilen schlecht, sodass jede Wundversorgung unter Betäubung erfolgen muss. Das ist eine enorme Belastung für seinen kleinen Körper.

Seine Mutter Shaimaa nutzt die Gelegenheit, die bunte Decke, die liebevoll über ihn gelegt wurde, zur Seite zu ziehen und mir den Beinstumpf und den großen Verband am anderen Bein zu zeigen. Adam weigert sich, dass jemand die Reste seiner Beine ansieht. Er selbst will sie auch nicht ansehen. Ich denke, es ist ein Wunder, dass er überhaupt lebt, sage das aber nicht seiner Mutter. Die Altersgruppe, die in dieser Kriegssituation die höchste Sterberate hat, sind genau die Fünfjährigen. Sie sind zu groß, um von ihren Eltern auf den Arm genommen und beim ersten Einschlag weggetragen zu werden. Aber sie sind noch so klein, dass sie oft in den Bauch getroffen werden, wenn eine Rakete einschlägt oder durch die Explosion entstandene Splitter umherfliegen. Dann verbluten sie, bevor sie das Krankenhaus erreichen.

Shaimaa legt ihre Hand auf die Stirn ihres Augensterns und sagt, dass er ein wenig Fieber hat. Dass er heute so viel schläft, liegt nicht nur daran, dass er der Welt und den schmerzhaften Erinnerungen entfliehen möchte.

Ich gebe die Hoffnung nicht auf, dass er eines Tages mehr vom Leben möchte als einen abgeschalteten Dämmerzustand, und schlage Shaimaa vor, die Tür zumindest für ein paar Stunden am Tag einen Spalt offen zu lassen, damit Adam die Geräusche des Krankenhauses mitbekommt. Vielleicht weckt das seine Neugier auf das Leben wieder. Sie zögert. Es ist nicht schwer zu verstehen, dass sie ihren Sohn schützen möchte. Sie meint, er müsse erst wieder kräftiger werden. Vielleicht muss sie selbst auch sicherer sein, dass es ihm wirklich besser gehen wird. Adam ist noch nicht außer Lebensgefahr. Er isst wenig, und die Chirurgen machen sich Sorgen, dass die Wunden sich infizieren könnten. Sollte das passieren, hätte sein ausgemergelter Körper dem kaum etwas entgegenzusetzen.

Wir einigen uns darauf, dass sie darüber nachdenken kann. Ich wuschele Adam durch sein dickes, schwarzes Haar, bevor ich gehe. Seine stille Verzweiflung, seine tiefe Trauer – ich glaube, genau deshalb hat er mich besonders berührt.

Auf dem Weg zurück ins Gartenschuppenbüro hält mich eine der lokalen Physiotherapeutinnen auf. »Ich brauche einen Rat«, sagt sie. Als ich höre, worum es geht, bin ich nicht sicher, ob ich ihr helfen kann. Sie hat sich für eine neue Stelle bei Ärzte ohne Grenzen beworben und wurde eingeladen, einen schriftlichen Test zu machen, um ihre Fähigkeiten zu beweisen. Das Problem ist, wie sie Zeit, Raum und vor allem die Konzentration finden soll, um sich ausreichend vorzubereiten.

Das Zelt, in dem sie mit ihrer Familie lebt, bietet keinen Platz für intensives Lernen, und bei der Arbeit ist eine Schicht hektischer als die andere. Wir sprechen über den Test, über die Möglichkeit, in der Mittagspause eine ruhige Ecke im Krankenhaus zu finden, und darüber, wie sie üben kann, die Welt für kurze Momente auszublenden. Aber letztendlich geht das Gespräch um etwas anderes: Sie träumt davon, ihr Leben zurückzubekommen.

Die Physiotherapeutin holt ihr Smartphone heraus und zeigt mir, wer sie eigentlich ist und sein möchte. Die Bilder zeigen eine junge Frau mit wunderschönem, langem Haar. Sie ist schlank, durchtrainiert und posiert stolz für die Kamera.

»Ich habe früher jeden Tag zwei Stunden trainiert. Jetzt gibt es keine Orte zum Trainieren, keine Ausrüstung, keine sicheren Joggingstrecken.« Sie tippt mit dem Finger auf eines der Bilder. »Das bin ich. Nicht das, was du jetzt siehst.«

Auf dem Rückweg zur Basis sehen wir ungewöhnlich viele Autos und Eselkarren. Sie sind beladen, bis sie wie kleine Hochhäuser aussehen, vollgestopft mit Matratzen, Planen, Holzplanken, Kissen, Wasserbehältern und Menschen. Wahrscheinlich ist dies alles, was diese Familien besitzen, und jetzt fahren sie in der Gegend herum, in der Hoffnung, die vier bis fünf Quadratmeter Platz zu finden, die sie brauchen, um ihr provisorisches Zuhause aufzubauen.

Hier in Al-Mawasi ist das landwirtschaftlich genutzte Land zu neuen provisorischen Siedlungen geworden. Arme Bauern haben eine neue Einnahmequelle gefunden, indem sie kleine Landstücke an die Geflüchteten vermieten. Durch die Bombardierungen der letzten Nacht sind wieder »Kunden« hinzugekommen, aber bald gibt es kein Land mehr, das vermietet werden könnte.

Wir werden angewiesen, besonders wachsam zu sein, wenn wir uns draußen bewegen. Einige bewaffnete Gruppen haben begonnen, Fahrzeuge – auch unsere – anzuhalten und sich als Polizei auszugeben. Im Gazastreifen gibt es keine funktionierende Polizei, also wissen wir nicht, wer sie wirklich sind. Und ob sie auf Geld, Zigaretten oder etwas anderes aus sind, ist unklar.

Unsere Bewegungsfreiheit ist ohnehin schon so minimal, dass sie kaum noch weiter eingeschränkt werden kann, aber wir müssen besonders vorsichtig sein, wenn wir unterwegs sind, und uns unbedingt an die festgelegten Routen halten. Die Anweisung lautet, dass wir von nun an zusätzlich die Fenster in unseren Fahrzeugen geschlossen halten müssen.

Nach dem Zähneputzen liege ich im Bett und drehe meinen Ehering zwischen den Fingern. Das Gold an meinem Ringfinger ist das Einzige, was ich bei mir habe, das für bewaffnete Räuber von Interesse sein könnte. Ich überlege, ob ich ihn abnehmen und im Haus lassen sollte, aber ich spüre, dass ich das Gefühl der Nähe zu meinem Mann, das der Ring mir gibt, brauche. Noch einmal entscheide ich mich dafür, daran zu glauben, dass alles gut gehen wird.

TAG 12

Montag, 19. August 2024

Wie üblich bin ich eine der Letzten, die langsam aus dem Schlafsaal herauskommt und sich zur hinteren Gartenecke begibt, wo der einzige lange Tisch steht. Der Platz zwischen der Hauswand und der Mauer, die den Garten umgibt, ist gerade breit genug für den selbst gezimmerten Tisch aus Spanplatten und die Plastikstühle. Auf der Straße draußen ist schon seit einiger Zeit Betrieb – Rufe von Verkäufern und unzufriedenen Eseln sind die gewohnten Geräusche zur ersten Mahlzeit des Tages.

Es duftet nach frisch gebackenem Brot, und auf dem Tisch stehen ein kleines Schälchen Hummus, ein weiteres mit Chilipaste und eine große Pfanne mit gebratener Aubergine. Für diejenigen, die es gerne süß mögen, hat der Essenslieferant auch ein kleines Glas selbst gemachte Marmelade mitgebracht. Der Geschmack ist ungewohnt, und ich weiß nicht, woraus sie gemacht ist, aber es ist herrlich, endlich mal wieder etwas Süßes zu haben.

Naina, die medizinische Teamleiterin, hat keine Ruhe, sich hinzusetzen, und nimmt ihr Frühstück im Stehen ein, während andere sich Lunchpakete zusammenstellen. Die Tage im Krankenhaus sind oft so hektisch, dass wir kaum Zeit haben zu essen, geschweige denn, die Krankenhausmauern zu verlassen, um an einem der Stände etwas zu kaufen.

Die Pflegedienstleiterin Erica ist in bester Stimmung. Es besteht kein Zweifel, dass sie in ihrem Element ist und froh darüber, wieder hier zu sein. Ihre Arbeitstage wechseln zwischen dem Krankenhaus und der kleinen Klinik am Meer, der CFTA. Am liebsten würde sie alle Tage dort unten am Strand verbringen, nah bei der lokalen Bevölkerung. Sie hat einen Bachelor in Arabisch und mehrere Einsätze im Nahen Osten hinter sich, und so spricht sie die Sprache fließend. Es ist schön zu sehen, wie leicht sie mit den Palästinenserinnen und Palästinensern in Kontakt kommt, Obst an den Ständen kauft und mit allen redet.

Als Naina sie fragt, wo sie heute arbeiten wird, springt sie von ihrem Stuhl auf. Mit beiden Armen, die sie wie ein C auf einer Körperseite formt, beginnt sie zur Melodie von »YMCA« von den Village People zu singen:

»I am going to CFTA. Oh, yes, I'm going to CFTA – A.«

Während sie die Buchstaben mit ihren Armen formt, brechen wir in schallendes Gelächter aus. Einige von uns stimmen mit ein, als sie die Runde wiederholt.

Ich habe das Glück, sie zur Klinik begleiten zu dürfen. Auch heute ist der Wartebereich bereits vollgestopft mit Menschen. Auch heute ist es schon glühend heiß, bevor der Tag richtig begonnen hat. Auch heute werden die vielen Kinder, die gekommen sind, um medizinische Hilfe zu erhalten, lange Stunden warten müssen. Der Wachmann ist damit beschäftigt, die Warteschlange zu organisieren und den Überblick zu behalten, wer zum Arzt, zur Gynäkologin, zur Pflegefachkraft oder zum Psychologen muss.

Ich habe einiges an Schreibarbeit zu erledigen und beginne den Tag daher vor dem Ventilator im Raum der Pflegefachkräfte. Es scheint, als könnten sie sich daran erinnern, wie ich beim letzten Mal im Laufe des Tages immer röter im Gesicht wurde. Sie sind ständig darauf bedacht, dass der Ventilator auf mich gerichtet ist, und füllen liebevoll meine Flasche mit Wasser auf.

Eine willkommene Abwechslung bietet sich, als Erica gegen elf Uhr ihren Kopf zur Tür hereinstreckt und fragt, ob ich eine Rundtour machen möchte, um zu sehen, wie CFTA außerhalb der Klinik arbeitet. Die lokale Organisation bietet seit über 30 Jahren einen sicheren Ort, an dem Kinder lernen, sich entwickeln und Hilfe bei psychologischen Herausforderungen bekommen können. Ihr Ziel ist es, Resilienz zu fördern und Kindern zu helfen, einfühlsame und kluge Erwachsene zu werden. Zusätzlich haben sie eine kleine Poliklinik betrieben und Essen für Bedürftige angeboten. Jetzt ist der reguläre Betrieb ausgesetzt, und die Räume des Zentrums werden stattdessen genutzt, um Familien unterzubringen. Auch die Außenbereiche sind in Gebrauch. Auf einem Gelände, das keineswegs groß erscheint, leben derzeit etwa 1 000 Familien. Viel Platz hat jede von ihnen nicht.

Die Atmosphäre ist jedoch erstaunlich freundlich. Im Schatten am Eingang sitzt eine Gruppe Männer, die offenbar versuchen, sich die Zeit mit Gesprächen über dies und das zu vertreiben. Sie grüßen uns freundlich. Gleich daneben wurde eine große Außenküche mit sechs riesigen Gasbrennern aufgebaut, mit Töpfen so groß wie Satellitenschüsseln. Alle, die hier wohnen, bekommen zweimal am Tag eine Mahlzeit angeboten.

Der Koch zeigt uns stolz seinen Arbeitsplatz, zuckt dann aber mit den Schultern. Heute ist das Wasser abgestellt, und ohne Wasser kann kein Essen zubereitet werden.

»Was machen die Leute dann?«, frage ich.

Die Antwort ist ein Achselzucken. Die nächste Mahlzeit gibt es morgen.

Von der Außenküche führt ein schmaler Weg aus alten Brettern weiter ins Gelände. Am Ende des Weges, zwischen all den aufgebauten Behausungen, erhaschen wir einen Blick auf das Meer. Der Wind von dort ist erfrischend, und wir bleiben eine Weile stehen, einfach um die Meeresbrise zu genießen. Ich breite die Arme aus, lege den Kopf zurück und atme die kühle Luft tief ein.

»Habt ihr Lust zu sehen, welche Aktivitäten wir für Kinder anbieten?«

Die Stimme kommt von hinten und gehört einer der Verantwortlichen für diese Aktivitäten.

»Sehr gerne«, antworten wir und lassen uns von ihr den Weg zeigen.

Wir kommen an mehreren großen Zelten vorbei. In einem davon unterrichtet ein Lehrer eine Klasse von Jugendlichen. Draußen entspannen sich einige Frauen auf einer Bank im Schatten. Vielleicht sind es die Mütter der Schülerinnen und Schüler, die sich freuen, dass der Schulunterricht ihrer Kinder zumindest nicht komplett ausfällt. Über einem offenen Platz zwischen den Zelten ist ein Stoffstück gespannt, der Schatten vor der Sonne spendet. Zwei lange Reihen von Kindern stellen gerade Hütchen für die nächste Aktivität auf.

Es ist eine Variante von dem Lied »Head and shoulders, knees and toes«, das viele in Deutschland aus dem Englischunterricht kennen. Hier sitzen die Kinder in zwei Reihen vor den Hütchen. Aufgeregte Kinderaugen verfolgen genau die Bewegungen des Gruppenleiters, während er erklärt, was sie machen sollen.

»Seid ihr bereit?«, ruft er.

»Jaaaaaaa!« kommt die einhellige Antwort, und sofort geht es los.

Der Leiter bewegt seine Hände zu den verschiedenen Körperteilen, und die Kinder machen es ihm nach. Als er »Los!« sagt, geht es darum, der Erste zu sein, der nach vorne springt und ein Hütchen greift.

Lachen und Jubelschreie brechen aus, wenn die Schnellsten es schaffen, ein Hütchen zu packen und es wie einen Schatz an die Brust zu drücken.

»Noch mal!«, rufen mehrere, und die Hütchen werden wieder in einer schönen Reihe aufgestellt.

Als Kinderpsychologin spiele ich viel, wenn ich im Einsatz bin, und das, was ich hier sehe, ist wunderbare therapeutische Arbeit. Die Aufgabe erfordert volle Konzentration, und nur wer Sorgen und Bombenlärm ausblenden kann, hat eine Chance zu gewinnen. Auf spielerische Weise schaffen sie es, den Kindern eine mentale Pause zu verschaffen. Sie fördern Erfolgserlebnisse und Freude, die sonst völlig fehlen. Dass die Kinder sich dabei auch bewegen müssen, lässt sie besser atmen und entspannt sie automatisch ein wenig. Ich lächle genauso breit wie die Kinder, als wir weitergehen.

Als ich die Entscheidung traf, nach Gaza zu gehen, hatte ich mir versprochen, nach Hoffnung Ausschau zu halten. Manchmal blitzen kurze Momente dieser dringend benötigten Kraftquelle auf, aber sie spielen sich immer vor einem traurigen Hintergrund ab. Wenn ein Schneider seine Nähmaschine umbaut und sie an das Rad von einem Fahrrad anschließt, mit dem er dann den Strom produziert, den es hier nicht gibt, bin ich beeindruckt von seinem Einfallsreichtum und seiner Entschlossenheit. Dass es aber sein Sohn ist, der das Rad stundenlang dreht, dämpft die Freude – denn der sollte eigentlich in der Schule sein.

Dass Kolleginnen und Kollegen, die schon 14-mal umziehen mussten und völlig erschöpft von den Bomben sind, dennoch zur Arbeit kommen, zeigt Widerstandskraft und Stärke. Das bewundere ich. Wenn ich Kinder sehe, die selbst gemachte Drachen steigen lassen und gespannt in den Himmel blicken, füllt sich mein Herz mit Freude über die kindliche Fähigkeit zu spielen. Aber direkt daneben sucht eine Gruppe Kinder im Müll nach Essen.

Auf dem Rückweg zur Klinik schleichen Erica und ich uns zu einem kurzen Abstecher an den Strand. Auch wir brauchen mentale Pausen, und als krönenden Abschluss ziehen wir unsere Sandalen aus und spüren den Sand zwischen unseren Zehen. Hier gibt es keine Ruinen zu sehen, keine Kriegsschiffe oder Müllhaufen. Nur Kinder und Jugendliche, die in den Wellen spielen, so wie eine Kindheit sein sollte.

Die CFTA hat es geschafft, eine Oase der reinen Hoffnung und Freude zu schaffen. Ein Ort, an dem sie sowohl geistig als auch körperlich durchatmen können. Leider können wir die Kinder nicht aus diesem grausamen Kontext herausholen, und die Drohnen und Bomben erinnern uns ständig daran, wo wir sind. Aber das Lächeln der Kinder hier drinnen ist echt und in den magischen Spielmomenten gibt es keine Sorgen. Das innere Bild der aufgeregten Kindergesichter soll die Hoffnung in mir lebendig halten.

TAG 13

Dienstag, 20. August 2024

»Habt ihr das gesehen? Dieser Esel hatte eine Pyjamahose an!«, ruft der Chirurg und zeigt eifrig aus dem Fenster.

»Was? Das meinst du nicht ernst!« Ich beuge mich nach vorne, um besser sehen zu können. Wir sind an Esel im Stadtbild gewöhnt. Sie arbeiten buchstäblich bis zum Umfallen, ziehen schwere Lasten mit großen Wasserbehältern, Menschen oder Waren. Wir haben sogar schon eine mobile Zahnklinik gesehen, komplett mit Zahnarztstuhl, Spülbecken und pedalbetriebenem Bohrer, die auf einer Eselkarre transportiert wurde. Aber ein Esel im Pyjama?

Ein Esel ist eines der wertvollsten Besitztümer, die man heute in Gaza haben kann. Er bietet nicht nur eine sichere Einnahmequelle, sondern ermöglicht es auch, Wasser, Nahrung und – falls man erneut fliehen muss – die Familie zu transportieren.

Ich halte immer Ausschau nach Eseln, wenn wir durch die Straßen fahren, wenn ich welche sehe, die den beiden Eseln, die ich einmal hatte, ähneln, lächle ich ein wenig. Zum Glück werden die meisten gut behandelt, aber es schmerzt, die mageren und misshandelten zu sehen. Ein Esel in Schlafanzughose habe ich bisher jedoch noch nicht gesehen. Der Fahrer erzählt uns, dass das gar nicht so selten sei. Esel bekommen leicht Wunden an den Beinen, wenn sie so hart arbeiten und sich durch enge Straßen quetschen müssen. Die Hosen sollen verhindern, dass Fliegen an die Wunden kommen.

Also halten wir Ausschau nach weiteren Eseln in Pyjamahosen, aber an diesem Tag sehen wir keinen mehr. Auch nicht vor dem Krankenhaus, wo wie immer Eselkarren warten. Dafür gibt es etwas anderes im Überfluss: Kamerastative. Ihre Anzahl variiert, ist aber ein guter Indikator dafür, wie nah die Kämpfe sind. Wenn die Stative wie ein kleiner Wald aus schwarzen Stahlrohren aussehen, wissen wir, dass entweder gerade oder bald Krankenwagen mit Toten und Verletzten das Krankenhaus erreichen werden.

Während die lokalen Journalistinnen und Journalisten in ihren blauen schusssicheren Westen mit dem großen Aufdruck »PRESS« vor der Kamera berichten, biegen im Hintergrund die Krankenwagen in Richtung Notaufnahme ab. Am nächsten Tag kommen dann einige der Patientinnen und Patienten auf unsere Station. Es ist ein vorhersehbarer Rhythmus.

Heute ist der Betrieb auf unseren Stationen relativ normal. Das heißt: hektisch, aber nicht chaotisch oder überfüllt. Wie viele Patientinnen und Patienten auf den Gängen liegen, hängt davon ab, wie viele Bomben in den letzten Tagen in der Nähe eingeschlagen und wie voll die anderen Krankenhäuser sind. An diesem Tag ist die Auslastung zu bewältigen.

Kurz nach der Mittagspause bekommen wir Besuch, auf den viele ungeduldig gewartet haben: ein Clown! Genauso wie wir das Spiel in der Therapie einsetzen, bringt auch der Clown Freude – und die große Bedeutung des Lachens soll man niemals im Leben unterschätzen. Im Krieg ist es unbezahlbar.

Mit einer farbenfrohen, lockigen Perücke und einer roten Plastiknase, die bei jeder Bewegung wackelt, hüpft der Clown mit überschäumender Energie durch den Pavillon und versucht, die Aufmerksamkeit der Kinder zu gewinnen. Er bietet ihnen eine willkommene Ablenkung von Sorgen, schmerzhaften Behandlungen und langweiligen, eintönigen Tagen.

Meine Kolleginnen und Kollegen haben von Zimmer zu Zimmer Kinder eingeladen, die an der Show im Krankenhausgarten teilnehmen können. Diejenigen, die zu krank oder zu ängstlich sind, wie der zurückgezogene Adam, bekommen später Besuch. Balousha, der Adam gut kennt, hat dafür gesorgt, dass der Clown ihm eine kleine Videobotschaft hinterlässt, damit er sich darauf vorbereiten kann und vielleicht den Mut findet, den Clown in sein Zimmer zu lassen.

Einige Erwachsene stehen am Rand des Gartens und schauen aus der Ferne zu. Sie scheinen die gleiche Neugier wie die Kinder zu verspüren, was der Clown als Nächstes machen wird. Er stolpert natürlich, formt Figuren aus langen Luftballons und tut so, als würde er in der Nase bohren, hört aber sofort auf, als die Kinder entrüstet aufschreien. Genau wie eine Clownvorstellung sein soll.

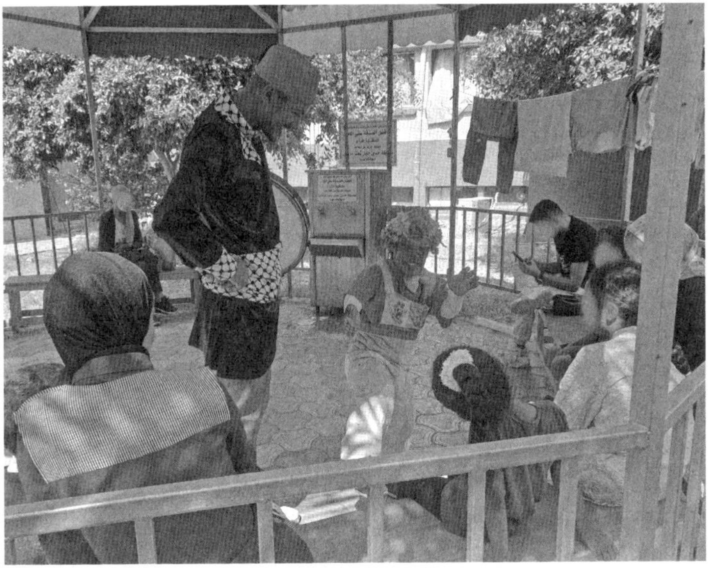

Momente kindlicher Unbeschwertheit. © Glatz Brubakk

Der Clown versucht, alle Kinder einzubeziehen, aber wie überall auf der Welt sind manche mutiger als andere. Ein Achtjähriger, dem beide Beine knapp unter den Knien amputiert wurden, möchte unbedingt mitmachen und greift nach dem Ballon, den der Clown aufbläst. Andere hingegen sind durch ihre körperlichen oder psychischen Verletzungen zurückhaltender. Ein Kind hat beide Arme von den Fingerspitzen bis zu den Schultern in Gips. Eine Jugendliche hat die Hälfte ihres Gesichts durch eine Explosion verloren; der große, weiße Verband hebt sich deutlich von ihrer sonnengebräunten Haut ab. Ein fünfjähriger Junge kann nicht sitzen und liegt schwach da, während er die Vorstellung beobachtet. Er ist dünn, und sein ganzer Körper ist von großen und kleinen Wunden übersät, weil er bei einem Artillerieangriff von Splittern getroffen wurde. Der Neunjährige neben ihm ist blind: Eine Autobatterie explodierte, nachdem eine Rakete in seiner Nähe eingeschlagen war.

Die Freude und die Ablenkung der Kinder bringen mich zum Nachdenken über ihre Zukunft. Diese Momente sind schön, aber was erwartet sie danach? Nicht nur, wenn sie aus dem Krankenhaus entlassen werden, sondern auch, wenn irgendwann Frieden einkehrt? Diese Kinder sind die Zukunft Gazas. Sie sind die heranwachsende Generation, die eines Tages das Land wiederaufbauen muss, das jetzt völlig in Trümmern liegt.

Große Medienhäuser wie die BBC und die *New York Times* berichten, dass etwa 70 Prozent aller Gebäude entweder vollständig zerstört oder unbewohnbar sind. Dazu gehören Schulen, Kindergärten und Arbeitsplätze. Die Kinder, die hier im Krankenhausgarten sitzen, sind ein relativ repräsentatives Bild ihrer Generation. Niemand hat den vollen Überblick, aber nach mehr als zehn Monaten Krieg haben vermutlich Zehntausende von Kindern ein Bein, einen Arm oder ein Auge verloren. Noch nie zuvor in der Geschichte, an keinem Ort der Welt, mussten so viele Kinder Amputationen über sich ergehen lassen. Oder sie leiden unter schweren Verbrennungen. Mir wird bewusst, dass ich diese Zahlen bisher tatsächlich als bloße Zahlen betrachtet habe. Aber jetzt sitzen sie direkt vor mir. Sally, Hala, Said, Ibrahim und Mariam.

Der Kontrast zwischen der Freude über den Clownbesuch und den Gedanken, die mich ergriffen haben, wird zu groß, und ich ziehe mich still zurück. Auf dem Weg zur orthopädischen Station treffe ich einen der Pfleger, der schnellen Schrittes in die entgegengesetzte Richtung unterwegs ist und keine Anstalten macht, für ein Gespräch anzuhalten.

»Ich habe mein Handy bekommen!«, ruft er mir mit einem breiten Grinsen zu, als er vorbeigeht.

Vor ein paar Tagen hatte er mich vorsichtig gefragt, wie die Kontrollen am Grenzübergang waren, als ich nach Gaza kam. Ein Bekannter von ihm, der für eine andere Organisation arbeitet, sollte in Gaza ankommen, und mein lokaler Kollege hoffte, dass dieser ein Smartphone für ihn mitbringen könnte. Ob ich denken würde, dass das möglich sei? Laut den Regeln darf man nur ein Mobiltelefon und einen Laptop mitbringen, aber ... ich konnte ihm nur sagen, dass alle Taschen gescannt werden und sein Freund selbst entscheiden müsse, ob er das Risiko eingehen wolle. Offensichtlich hat er das getan, und nun schwenkt mein Kollege das Smartphone triumphierend in der Luft, bevor er eilig weitergeht.

Im Haus und Garten zu Hause hat jeder im Team seinen Lieblingsplatz, um die Abende zu verbringen. Meiner ist definitiv die Glasveranda vor dem Büro. Durch die offenen Fenster an den kurzen Seiten weht eine leichte Brise, die die Luft und den Körper angenehm abkühlt. Entlang der langen Seite wurde eine Art Sitzbank gezimmert, und wenn ich mich mit einem Kissen im Rücken und dem Laptop auf dem Schoß hinsetze, ist das ein idealer Arbeitsplatz. Ab und zu sitzen andere ebenfalls im Büro, aber alle sind so in ihre Arbeit vertieft, dass es sich trotzdem privat anfühlt.

Auch heute Abend bin ich hierhergekommen. Der Tag war relativ normal, aber es fühlt sich an, als sei mein Schutzschild – meine Fähigkeit, alles zu ertragen – dünner geworden. Jedes Mal, wenn wir es schaffen, etwas Licht in jemandes Leben zu bringen, schlägt die Realität umso härter zurück. Jeden Tag, an dem wir uns freuen, dass jemand entlassen werden kann, werden neue Kinder mit amputierten Gliedmaßen oder verbrannten Körpern ins Krankenhaus gebracht. Jedes Mal, wenn man erleichtert aufatmet, dass das eigene Team unversehrt durch den Tag gekommen ist, kommen gegenteilige Nachrichten herein.

Amina hatte es in der vergangenen Woche endlich geschafft, wieder zur Arbeit zu kommen, nachdem sie vier Tage lang von Panzern eingeschlossen war. Gestern war sie wieder weg, und als sie heute zur Arbeit kam, sah sie erschöpft aus. Wir umarmten uns, wie wir es immer tun, wenn wir uns treffen. Was genau uns verbindet, kann ich schwer in Worte fassen. Es fühlt sich an, als ob unsere Herzen im gleichen Takt schlagen, obwohl wir völlig unterschiedliche Leben führen.

Um ihr Fehlen zu erklären, nahm Amina mich mit in ihre Vergangenheit. Nachdem die Familie etwa ein Dutzend Mal umgezogen war, hatte sie endlich ein Zimmer zur Miete gefunden. Es war ein gutes Gefühl, stabile Wände um sich und die vier Kinder zu haben – endlich ein Ort, an dem sie sich besser entspannen konnten als in dem Zelt, in dem sie die letzten Monate gelebt hatten.

Doch als das Haus von Panzern umstellt wurde, wuchs die Angst, dass alle sterben würden, falls es beschossen würde. Also zog Amina erneut um – diesmal mit ihren beiden Töchtern, während ihr Mann und die beiden Söhne in dem gemieteten Zimmer blieben.

Dann kam die Panik. Sie erfuhr, dass ein Panzer eine Rakete durch das Haus geschossen hatte, in dem die Jungen und ihr Mann wohnten. Während sie erzählt, öffnet sie Fotos auf ihrem Handy. »Schau her! Da ist nichts mehr übrig«, sagt sie, während ihr Finger über das Display wischt und immer mehr Bilder zeigt. Eine zerstörte Kücheneinrichtung, klaffende Löcher dort, wo früher Wände waren, und ein gelber Teddybär, der im Betonstaub liegt, mit einem halb abgerissenen Kopf. Wie durch ein Wunder überlebten alle. Nur der eine Sohn wurde leicht verletzt, als ein Schrank auf ihn fiel.

»Der Gedanke, dass ich sie verlassen habe, dass ich nicht da war, um auf sie aufzupassen, quält mich«, sagt Amina traurig. Die Angst, nicht gut genug als Mutter zu sein, steht ihr ins Gesicht geschrieben. Sie schaut mich an, sucht Unterstützung. Wie so oft in Kriegs- und Krisensituationen werde ich Zeugin, wie Menschen gezwungen werden, Entscheidungen zu treffen, die sie unter normalen Umständen nie treffen würden.

Amina sorgt sich jetzt, wo sie nach diesem Vorfall wohnen sollen. Im besten Fall können sie sich in der Wohnung ihrer Schwägerin zusammenquetschen. Diese hat zwar keine Wand mehr und bietet einen Ausblick auf Trümmerhaufen, aber vielleicht geht es irgendwie.

»Und dann habe ich all mein Gold verloren. Das, was ich über so viele Jahre angespart habe. Es sollte meine Sicherheit sein. Damit wollte ich Schulgeld und Essen bezahlen, wenn es nötig wäre. Alles ist weg. Ich habe nichts mehr. Nichts.« Amina seufzt. In einer Gesellschaft, in der das Bankensystem unzuverlässig ist, ist der Kauf von Gold eine gängige Methode, um Geld anzulegen und Ersparnisse abzusichern.

Ich sitze da, schüttle den Kopf und streiche ihr über den Rücken. Die Bomben rauben ihr sowohl die Gegenwart als auch die Zukunft. Die Fäden des Sicherheitsnetzes, das sie einst um ihre Familie gesponnen hat, reißen einer nach dem anderen.

Der Nachthimmel über der Glasveranda ist schwarz geworden, und ich habe Gesellschaft von meiner japanischen Pflegekollegin bekommen. Wir haben schon viele Abende hier verbracht und über frühere Einsätze, unser Leben zu Hause und die Arbeit im Krankenhaus gesprochen.

Als sie mich fragt, wie mein Tag war, sprudeln die Worte aus mir heraus. Ich erzähle Aminas Geschichte nach.

»Verdammt. Es darf nicht so sein«, entfährt es mir. »Es darf einfach nicht so sein.«

Jetzt ist sie es, die mich umarmt, weil mir die Tränen kommen.

TAG 14

Mittwoch, 21. August 2024

Nichts ist stabil. Die Frontlinie verschiebt sich, Nachbarn müssen evakuiert werden, und es ist nahezu unmöglich vorherzusagen, wie sich die Situation entwickeln wird. Jetzt gehen Gerüchte um, dass der Gazastreifen in zwei Teile geteilt werden soll, sodass der nördliche Teil komplett von uns im Süden abgeschnitten wird. Sollte das passieren, würde die Versorgung mit Wasser und Lebensmitteln noch schwieriger werden, da der einzige Zugang nach Gaza über den Grenzübergang im Süden erfolgt.

Das ist ein häufiges Gesprächsthema auf der Arbeit, und wir fragen uns, wie medizinisches Material und Hilfskonvois die Menschen im Norden überhaupt noch erreichen sollen. Entlang der ehemaligen Hauptverkehrsstraße zwischen Gaza-Stadt und dem südlichen Teil des Gazastreifens wurden bereits zahlreiche Kontrollpunkte errichtet. Sich entlang der Nord-Süd-Achse zu bewegen, ist jetzt schon schwierig und manchmal gefährlich. Die meisten fürchten, dass es bald völlig unmöglich sein wird.

Ein großer Teil meiner Kolleginnen und Kollegen stammt aus dem nördlichen Teil des Gazastreifens, und viele von ihnen haben dort noch Freunde und Familie. Menschen, die nicht wollten, nicht konnten oder es nicht rechtzeitig geschafft haben, sich nach Süden zu retten, bevor die Kämpfe zu heftig wurden und die Straßen zerstört waren.

Die Schwester von Rawand, der Dolmetscherin, ist eine von ihnen. Seit Wochen versucht Rawand, einen Weg zu finden, ihrer Familie ein Paket mit Lebensmitteln zu überbringen – Trockenwaren, Konserven und Gemüse. Bisher war sie erfolglos.

»Die Kinder sehnen sich so sehr nach Gurken«, sagt sie. »Sie haben seit fast einem Jahr kein frisches Gemüse mehr gehabt.«

Wir lachen ein wenig darüber, dass Grundschulkinder sich nach Gemüse sehnen – früher waren es immer Süßigkeiten, nach denen sie verlangten. Aber Rawand macht sich Sorgen darüber, wie die eingeschränkte Nahrungsmittelversorgung ihre Gesundheit beeinflusst.

»Wir essen alle nur das, was wir bekommen oder uns leisten können. Aber die Kinder sollen wachsen und sich entwickeln. Ich glaube, wir bekommen eine ganze Generation von fehl- oder unterernährten Kindern, wenn das nicht bald aufhört.« Sie hebt die Arme zum Himmel, als würde sie die fallenden Bomben verfluchen.

»Der Krieg ist so viel mehr als die Bomben«, kommentiert Sabah, die Psychologin, die versucht, eine Patientenakte zu schreiben, während wir reden.

»Nichts, was Freude und Würde bringt oder als Bewältigungsstrategie funktionieren könnte, ist noch verfügbar. Es gibt zwar Make-up, aber es ist unglaublich teuer geworden. Zigaretten gibt es nur noch auf dem Schwarzmarkt. Schokolade ist nirgendwo zu finden. Seife und Shampoo hatten wir seit Monaten nicht mehr. Und Schuhe sind unmöglich zu kaufen. Ich habe nur die, die ich gerade trage«, sagt sie und streckt einen Fuß nach vorne. Die Liste könnte noch länger sein.

»Das ist kein Zufall, weißt du«, fährt Sabah fort und sieht mich direkt an. »Dass keine dieser Waren über die Grenze gelassen wird, ist psychologische Kriegsführung. Es ist nur eine weitere Methode, uns die Lebenskraft und Würde zu nehmen.«

Sie macht eine kleine Pause, ehe sie sich auf die Oberschenkel klatscht und aufsteht. »Genug Elend«, sagt sie. »Wir müssen uns auf diesen einen Moment konzentrieren. Nicht auf die Vergangenheit, nicht auf die Zukunft. Nur hier und jetzt – sonst schaffen wir es nicht weiterzumachen. Ich gehe jetzt zu einem Patienten.«

Ich schaue bei Massa vorbei, der Achtjährigen mit den Brandwunden an den Beinen. Sie soll heute entlassen werden. Das kleine Mädchen leuchtet wie ein Sonnenstrahl, und es besteht kein Zweifel, dass sie sich darauf freut. Das Krankenhaus erinnert sie nur an den Bombenangriff, die Angst und die Schmerzen. Jetzt wird sie stattdessen mit ihrer Mutter bei ihrem Onkel und ihrer Tante wohnen und eine Art normales Leben führen können.

Ihre Mutter Islam hingegen ist weniger begeistert. Es ist großzügig von ihrem Bruder, sie bei seiner Familie wohnen zu lassen, daher beschwert sie sich nicht. Aber sie vermisst ihre Privatsphäre. Sie vermisst es, ihre eigenen Dinge um sich zu haben. Sie vermisst das Leben, das sie einmal hatte.

»Weißt du, das Leben ist schwierig«, flüstert sie mir zu, während ich sie aus der Station hinausbegleite. Das ist die Untertreibung des Tages.

Nachdem die meisten meiner palästinensischen Kolleginnen und Kollegen für heute Feierabend gemacht haben, sinke ich auf den Boden des winzigen Zimmers, das als Leitungsbüro dient. Ich versuche, ein wenig am Laptop zu arbeiten, aber ohne Belüftung und mit immer noch zu vielen Menschen im Raum fühlt es sich an, als hätte jemand einen Schalter umgelegt, der den Schweißfluss aktiviert. Mir läuft es nass den Rücken runter. Zum Glück war das chirurgische Team heute relativ früh mit den Operationen fertig, und wir können uns auf den Heimweg machen. Die Route zwischen dem Krankenhaus und unserem Haus ist sorgfältig geplant, und solange es keine Bombendrohung gibt und keine Panzer zu nahe kommen, nehmen wir immer denselben Weg. Wir fahren oft an Ruinen, Behausungen aus Planen und Teppichen und dem geschäftigen Treiben vorbei, ohne groß darauf zu achten, aber heute gibt es etwas anderes zu sehen. Auf der rechten Seite taucht eine Kamelherde auf, und wir kommen näher an einige tiefe Krater heran, die wir sonst nur aus der Ferne sehen.

Einer meiner Kollegen wird unruhig und fragt, ob wir wirklich auf dem richtigen Weg nach Hause seien. Der Fahrer, der nur ein paar Worte Englisch spricht, antwortet mit »Everything okay. Safe«. Es ist Routine, dass wir dem Sicherheitsbeauftragten melden, wann wir losfahren und wann wir ankommen. Mein Kollege fragt, ob das bereits geschehen ist. »All okay«, lautet die Antwort.

Jetzt werden wir alle ein wenig unsicher. Ganz richtig fühlt sich das nicht an. Der Fahrer macht eine scharfe Kurve in eine Seitengasse, die definitiv nicht auf unserer üblichen Route liegt. Sie wirkt eher wie ein zufälliger Durchgang zwischen einigen Hütten. Wir können das Meer sehen, die Richtung stimmt also, aber hier scheinen nicht viele Autos zu fahren.

Der schwere Achtsitzer rollt die Straße hinunter, doch als es wieder leicht bergauf geht, bleibt er stecken. Die Räder drehen im Sand durch, und wir kommen keinen Zentimeter weiter. Die Sicherheitsanweisung ist in solchen Fällen eindeutig: Wir sollen das Fahrzeug unter keinen Umständen verlassen, egal was passiert. Sie beschreibt zwar nicht alle denkbaren Szenarien, aber zwei davon sind, dass das Fahrzeug gestohlen werden könnte oder wir verletzt werden könnten.

Wegen unserer deutlich sichtbaren »Ärzte ohne Grenzen«-Aufschrift auf dem Auto lächeln uns die Leute in den Straßen oft zu und zeigen den Daumen nach oben. Vielleicht, weil sie selbst oder jemand aus ihrer Familie im Krankenhaus Hilfe erhalten hat. Aber manchmal schütteln sie die Fäuste und werfen uns Beleidigungen hinterher. Vielleicht, weil sie nicht die Hilfe bekommen haben, die sie sich erhofft hatten. Vielleicht, weil sie den Gerüchten glauben, dass wir Spione sind. Oder vielleicht, weil sie denken, dass wir die Welt repräsentieren, die nicht genug getan hat, um diesen Krieg zu stoppen.

Der Fahrer ist bereits ausgestiegen. Er kniet am Vorderrad und versucht vergeblich, mit den Händen den Sand wegzuschaufeln. Wir vier im Auto tauschen unsichere Blicke aus. Hier einfach stehen zu bleiben, ist keine gute Lösung. Einer der Chirurgen hat bereits die Tür geöffnet, während die Pflegefachfrau zögert. Sie hat gesehen, wie ähnliche Situationen schiefgingen: Die Lage wurde dann schnell unübersichtlich und bedrohlich. Doch der Chirurg ist im Nu aus dem Auto, und so folgen wir anderen ihm.

Da das Sandschaufeln des Fahrers nichts bringt, beschließen wir, dass Anschieben wahrscheinlich die bessere Lösung ist. Drei von uns gehen hinter das Auto, während die Pflegefachfrau an der offenen Tür bleibt. Im Handumdrehen sammeln sich Menschen um uns. Genau solche Situationen sollen wir eigentlich vermeiden: Menschenansammlungen, die schnell eskalieren können und bei denen man den Überblick verliert.

Drei ältere Männer lächeln uns zu und sagen etwas auf Arabisch, das wir nicht verstehen. Aber es ist offensichtlich, dass wir Hilfe brauchen, und darauf kommt es an. Die Herren rufen ein paar jüngere Männer herbei, die vor einem der Zelte herumhängen, und plötzlich stehen wir zu acht bereit, um das Auto aus dem Sand zu befreien. Wir überreden den Fahrer, die Strategie zu ändern. Er steigt ins Auto und gibt vorsichtig Gas, wir drücken mit unserer ganzen Körperkraft gegen die Heckklappe. Nach drei bis vier kräftigen Stößen bekommen die Räder Halt, und das Auto befreit sich aus dem Sand.

Erleichtert steigen wir wieder ein, und die Helfer wünschen uns eine gute Weiterfahrt und winken uns zu.

TAG 15

Donnerstag, 22. August 2024

Die Methode mit den Bombardierungen um ein Uhr nachts und gegen fünf Uhr morgens hält an. Aber letzte Nacht war etwas anders als sonst: Den Detonationen folgten etwa 20 Minuten intensiver Schusswechsel. Wenn der Lärm so lange andauert, wird es schwieriger, ihn auszublenden – und vor allem die Bilder, die er hervorruft. Ich begann, mir die Menschen vorzustellen, die getroffen und verletzt werden, sah vor meinem inneren Auge Kinder, die im Zickzack durch den Kugelhagel laufen. Einige der grausamen Bilder, die Eltern mir von ihren verletzten Kindern gezeigt hatten, tauchten vor meinem geistigen Auge auf. Diese Vorstellungen wirkten realistisch, aber ich kann nicht ausschließen, dass es Fieberfantasien waren. Schon am Vorabend hatte ich das Gefühl, dass ich krank werde.

Mit einem grummelnden und schmerzenden Magen, der mich ständig zur Toilette zwang, schien Schlaf im Gemeinschaftsschlafsaal des Teams unerreichbar. Ich probierte alle Techniken, die ich normalerweise unseren Patientinnen und Patienten mit Schlafproblemen beibringe: tief in den Bauch einatmen und ruhig wieder ausatmen. Die Aufmerksamkeit darauf richten, wie sich der Kontakt der Zehen mit dem Laken anfühlt, und jedes Mal, wenn die Gedanken abschweifen, die Aufmerksamkeit zurück auf die Zehen lenken – oder auf einen anderen Körperteil. Der springende Punkt ist, das Grübeln zu unterbrechen und dem Körper zu helfen, sich zu entspannen. Nichts davon half letzte Nacht. Die beiden Ventilatoren, die in einer Ecke des Raumes stehen, laufen die ganze Nacht über. Sie schwenken systematisch von Seite zu

Seite, damit jeder etwas von dem Luftzug hat, den sie erzeugen. Da keine der anderen Techniken wirkte, zählte ich über lange Zeiträume die Sekunden, bis der Ventilator sich wieder in meine Richtung drehte. Elf Sekunden dauerte es. Als ich schließlich gegen Morgen einschlief, begann die Bombardierung.

In der WhatsApp-Gruppe schreiben mehrere Kolleginnen und Kollegen dass sie heute nicht zur Arbeit kommen können. Einer berichtet von Straßenkämpfen in Deir al-Balah, etwas weiter nördlich, ein anderer, dass Panzer die Straßen in Bani Suheila, etwas östlich des Krankenhauses, blockieren.

Balousha, der psychiatrische Pfleger, ist ein besonnener und ruhiger Mann. Ich habe ihn noch nie gestresst erlebt, egal wie hektisch es war. Doch der Ton in den Nachrichten, die er jetzt schickt, ist anders. In kurzen Sätzen beschreibt er, wie ein Kampfhubschrauber direkt über dem Zelt seiner Familie kreiste. Lebhaft schildert er, wie seine drei Kinder schrien, als ein Panzer vorbeifuhr, und wie sie schließlich über Tote und Verletzte rennen mussten, um selbst in Sicherheit zu gelangen. Er schließt seine Nachrichten mit: »Wir werden nie wieder lächeln. Wir brechen bald zusammen.« Dann kommt die Nachricht, dass 19 neue Gebiete evakuiert werden müssen, einige davon sehr nahe am Krankenhaus.

Der Magenkrampf und das Fieber lassen nicht nach, also verbringe ich den größten Teil des Tages im Bett. Gleichzeitig versuche ich, die anderen, so gut es geht, über WhatsApp zu unterstützen. Egal wie viele Emojis ich hinzufüge, das kann niemals die Unterstützung ersetzen, die man leistet, wenn man gemeinsam vor Ort ist.

Ich liege da und denke an die Gespräche, die ich mit den wunderbaren Menschen in meinem lokalen Team geführt habe. Kurze Bemerkungen über Verzweiflung und fehlende Hoffnung oder längere Geschichten über Verlust, Trauer und seelischen Schmerz. Schreckliche Bilder von verletzten Kindern und zerstörten Häusern. Wunderschöne Bilder von gepflegten Gärten und stolzen Schulkindern. Wir haben über Sehnsüchte gesprochen und darüber, wovon sie kurz- und langfristig träumen. Dabei geht es nicht um die großen Dinge. Es ist selbstverständlich, dass sie sich ein Dach über dem Kopf und Bildung für ihre Kinder wünschen – und natürlich, dass der Krieg endlich aufhört. Die Träume aber drehen sich auch um die kleinen Dinge, die zusammengenommen ein Leben ausmachen. Schokolade und Zigaretten stehen bei vielen ganz oben auf der Wunschliste. Den Geschmack zu spüren, der einen sofort in das Gefühl von Pause und Entspannung versetzt. Seife und Shampoo sind definitiv auch unter den Top Ten. Es steckt viel Würde darin, sich sauber und gepflegt zu fühlen. Viele improvisieren mit einer selbst gemachten Variante aus Spülmittel, aber das macht die Haare strohig und verzetert. Andere haben sich die hübschen Locken ganz abrasiert, bis bessere Zeiten kommen. Besonders für viele Frauen fühlt sich das an, als würden sie einen weiteren Teil von sich selbst verlieren. Einige träumen davon, selbst entscheiden zu können, was sie tragen, und nicht immer nur die wenigen Kleidungsstücke ausbessern und wiederverwenden zu müssen, die sie haben. Vielleicht ein passender Hidschab zum Kleid, wie sie es früher immer tragen konnten.

Eine Kollegin vermisst es, an einem schweren Tag durch Geschäfte zu schlendern und sich mit einer schönen Schale oder Vase aufzuheitern, mit der sie ihre Wohnung dekorieren kann. Eine andere vermisst den Geruch des Waschmittels, das sie früher benutzt hat.

»Für mich bedeutet Freiheit, so riechen zu können, wie ich möchte«, sagte sie.

Obwohl die Wünsche unterschiedlich sind, fällt mir auf, dass sie im Grunde alle auf dasselbe hinauslaufen: die Kontrolle über das eigene Leben zu haben.

TAG 16

Freitag 23.August 2024

Das nächtliche Bombenorchester wurde um das Dröhnen von Kampfflugzeugen erweitert. Zwischendurch spielten sie so laute Solopassagen, dass es sich anfühlte, als säße ich in der ersten Reihe eines Luftwaffenstützpunkts.

Da heute ein freier Tag ist, beginne ich den Morgen draußen im Garten. Ich sitze auf der alten Schaukel, die definitiv schon bessere Tage gesehen hat, aber das langsame Hin- und Herschwingen wirkt beruhigend. Ein Kampfflugzeug fliegt so tief über mich hinweg, dass ich mich instinktiv ducke, als könnte ich verhindern, dass es auf mich stürzt. Wenn diese Todesmaschinen so nah sind, schleicht sich manchmal der Gedanke ein, dass der Pilot sich auch entscheiden könnte, uns zu bombardieren. Unterkünfte von Ärzte ohne Grenzen wurden bereits zweimal getroffen. Aber nicht von Fliegerbomben, also verdränge ich den Gedanken. Ich kann hier nicht arbeiten, wenn ich ständig Angst habe.

Meine Chefin Naina läuft rastlos auf dem Platz umher. Es scheint, als könne sie ihre Gedanken nicht ordnen. Normalerweise ist sie es, die uns daran erinnert, den freien Tag zum Ausruhen zu nutzen, aber heute entscheidet sie sich, auf ihren freien Tag zu verzichten und ins Krankenhaus zu fahren. Gestern unternahm sie die 30 Kilometer lange Fahrt nach Gaza-Stadt, um unsere Klinik dort zu besuchen. Laut Google Maps dauert die Fahrt eine Stunde und neun Minuten. Sie brauchte vier Stunden. Um die Rückfahrt im Dunkeln zu vermeiden, blieb sie über Nacht dort. Heute Morgen auf dem Rückweg zur Basis sah sie die Kampfflugzeuge vorbeifliegen und die Quadrokopter tief über den Behausungen in der sogenannten humanitären Zone entlang der Coastal Road schweben. Die Straße erstreckt sich von Rafah im Süden bis ganz in den Norden des Gazastreifens und ist derzeit die einzige halbwegs sichere Strecke.

»Die Fahrt nach Süden verlief problemlos, aber ich fürchte, viele werden heute nicht zur Arbeit kommen können. Es gibt ziemlich intensiven Schusswechsel und auch Truppenbewegungen«, sagt sie, während sie ihre Sachen packt.

»Einige mussten sicher fliehen, oder sie wagen es nicht, hinauszugehen und zur Arbeit zu kommen. Ich werde sehen, wie es im Nasser-Krankenhaus aussieht, wenn ich dort ankomme.«

Die Patientinnen und Patienten kommen weiterhin, besonders nach einer solchen Nacht. Deshalb entscheidet sie sich zu fahren. Als Ärztin kann sie helfen, wenn es nötig sein sollte.

Ich verbringe den Tag damit, einen Kommentar zu schreiben und Inhalte für soziale Medien zu erstellen. Es ist eine Herausforderung, die Komplexität in einer Minute oder mit 5000 Zeichen zu vermitteln. Das Ausmaß und die Intensität des Leidens übertreffen alles, was ich je zuvor erlebt habe. Ich wäge die Worte ab und sortiere meine Gedanken. Verlust ist vielleicht das Wort, das es am besten beschreibt. Verlust von Häusern, von einem Zuhause, von Fotos, Wertsachen, Spielzeug oder einem Haustier. Verlust der Papiere, die dokumentieren, wer du bist und was du kannst. Verlust des Lebens, das man kannte und liebte. Verlust von Arbeit und Funktionen, weil der Körper verbrannt ist, Gliedmaßen verloren oder so schwere Quetschwunden erlitten hat, dass es selbst nach der Heilung schwierig sein wird, zu laufen oder alltägliche Aufgaben zu bewältigen. Es ist der Verlust von Familienmitgliedern, von Schule und Bildung. Vor allem aber ist es der Verlust von Sicherheit. Und es gibt keinen Ort, an den man gehen könnte, um sie zu finden.

Meine deutlich kriegserfahrenere Kollegin und ich sitzen schon eine Weile unter den Palmen, als die Sonne langsam zu ihrer täglichen Reise in Richtung Horizont aufbricht. Wir haben uns über unsere bisherigen Einsätze ausgetauscht. Sie war auf vielen Einsätze in Afrika, während ich meist in Europa und im Nahen Osten gearbeitet habe. Sie hat sich darauf spezialisiert, in Kriegsgebiete zu reisen, während ich zum ersten Mal in einer solchen Situation bin.

Als sie herausfindet, dass ich keinen sogenannten »Grab-Bag« vorbereitet habe, schaut sie mich erstaunt an.

»Ist das dein Ernst?«

Ich fühle mich wie der »Kriegsanfänger«, der ich bin. Ein Grab-Bag ist offenbar Allgemeinwissen und Standardroutine für erfahrene Einsatzkräfte in Kriegsgebieten. Ich hatte davon gehört, aber noch nie einen packen müssen. Etwas beschämt eile ich zurück in den Schlafsaal und in meine Ecke des Raums.

Ich beginne zu packen, ohne dass ich Anweisungen brauche, denn es ist ziemlich offensichtlich: Ein Grab-Bag muss das Wichtigste enthalten, das man braucht, um für eine kürzere oder längere Zeit ohne Zugang zu anderen Ressourcen auszukommen. Ich packe fünf Unterhosen, die Ersatzzahnbürste, ein Stück Seife, ein T-Shirt und eine Hose ein. Außerdem füge ich eine Powerbank und fünf Müsliriegel hinzu. Das sollte reichen. Ach ja, ein Haargummi ist praktisch, falls man sich tagelang oder schlimmstenfalls wochenlang nicht die Haare waschen kann.

Die Sachen müssen mich überallhin begleiten, falls wir in Sekundenschnelle evakuiert werden müssen. Um den Platz im Rucksack zu minimieren, packe ich alles kompakt in eine Tasche und rolle sie fest zusammen. So passt sie zusammen mit dem Blutstillungsset, das ich am ersten Tag bekommen habe, unten in meinen Rucksack.

Als die Dunkelheit hereinbricht, breitet sich der süßliche Duft einer Shisha, der arabischen Wasserpfeife, von der kleinen Gruppe auf den betonierten Bänken im Hof aus. Naina ist vom Krankenhaus zurück und berichtet, dass der Tag ruhiger verlief als befürchtet. Die entspannte Atmosphäre steckt uns alle an. Ich sitze wieder auf der alten Schaukel und genieße, dass es mir besser geht und die Temperatur ein paar Grad kühler ist. Gedankenverloren scrolle ich auf Instagram. Plötzlich gibt es kein Netz mehr. Der Lärm des Generators ist weiterhin zu hören, also liegt es nicht an einem Stromausfall. Gleich danach wird das Brummen des Generators von dem tiefen Flapp-Flapp-Geräusch eines Hubschraubers abgelöst, der direkt auf uns zufliegt. Der Projektleiter wird unruhig und befiehlt allen, sofort ins Gebäude zu gehen. Wenn das Internet ausfällt, folgt oft ein Bombenangriff oder ein Raketenbeschuss.

Wir beobachten den Hubschrauber von der Tür aus. Er ist schon sehr nach, fliegt dann aber glücklicherweise über unser Dach hinweg. Er steuert zielstrebig sein Ziel an. Ein Lichtblitz durchbricht die dunkle Nacht, dann hören wir das Dröhnen, als die Rakete einschlägt.

Wir blicken ihr noch nach, als die Todesmaschine denselben Weg über unser Dach zurückfliegt. Sie hatte heute Abend wohl nur diesen einen Auftrag. Nur die eine Bombe sollte sie abwerfen. Ich stelle mir vor, dass der Pilot es gerade so zurück zur Basis schafft, um von dort seine Kinder anzurufen und ihnen eine gute Nacht zu wünschen. Andere Kinder werden ab jetzt für immer schlafen.

TAG 17

Samstag, 24. August 2024

Die Straße vor dem Krankenhaus ist heute ungewöhnlich voll. Eselkarren stoßen aneinander, während sie versuchen, einen Weg durch das Gewimmel von Angestellten auf dem Weg zur Arbeit, Kuchenverkäufern, Kindern und ab und zu auch mal Autos zu finden. Das Chaos löst sich nur langsam auf, was mir mehr Zeit gibt, mich umzusehen. Da entdecke ich ihn: den Mann an einem der Stände auf der anderen Straßenseite der Krankenhausmauern.

Er verkauft Instantkaffee, Snacks, Saft, Toilettenpapier und eine wilde Mischung an Konservendosen. Mit einem Besen in der Hand fegt er konzentriert den Boden vor seinem provisorischen Laden. Das ganze Gebiet hat einen wüstenartigen Charakter, und der Sand wird oft über Nacht zu kleinen Häufchen verweht. Während der Mann versucht, die Sandhügel zu glätten, arbeitet sein Sohn daran, Müll aufzusammeln. Es ist eine schwierige Aufgabe, denn rechts und links von ihnen arbeiten weniger ordentliche Menschen. Während der Junge Müll aufhebt, wirft einer der Nachbarn neues Papier auf den Boden. Auch die große Müllhalde auf der anderen Straßenseite direkt vor der Mauer des Krankenhauses hindert sie nicht daran, für Ordnung zu sorgen. Es steckt viel Würde darin, die Umgebung um den eigenen Arbeitsplatz sauber zu halten, auch wenn es nur ein kleines Fleckchen ist.

Beim Morgenmeeting im Pavillon sehen alle müde aus, und viele haben dunkle Ringe unter den Augen. Niemand erwähnt, dass er oder sie schlecht geschlafen hat oder erschöpft ist – es ist offensichtlich und betrifft uns alle.

Wir gehen die übliche Agenda durch: Wer wurde entlassen, wer wurde neu aufgenommen? Wie hoch ist die Überbelegung, und welches Material fehlt uns? Wieder einmal gibt es einen Mangel an Verbandsmaterial und Handschuhen für den Operationssaal. Die Beschaffung steht weiterhin auf der To-do-Liste.

Die Laborleiterin berichtet, dass wir jetzt auch einen Mangel an Blutkonserven haben. Der Vorrat, der vor gut einer Woche noch gut gefüllt war, ist auf ein kritisch niedriges Niveau gesunken. Es gibt so viele Patientinnen und Patienten, dass die Blutkonserven viel schneller aufgebraucht werden als erwartet. Der Plan ist, die Patientinnen und Patienten in der Ambulanz zu ermutigen, Blut zu spenden, damit wir den Betrieb des Operationssaals aufrechterhalten können. Sie sind ohnehin vor Ort und könnten die Wartezeit für diese solidarische Geste nutzen. Im Gegenzug erhalten sie ein Päckchen Kekse und etwas Saft, um ihren Blutzuckerspiegel zu stabilisieren. Das hat in der Vergangenheit gut funktioniert, also versuchen wir es auch dieses Mal.

Auf der Station suche ich nach Balousha. Er war derjenige, den die Schrecken des Wochenendes am stärksten getroffen haben. Sein Gesicht ist angespannt, und er sieht ein wenig blass aus.

»Ich dachte wirklich, wir würden sterben«, erzählt er. Auch seine Kinder im Alter von drei, neun und zehn Jahren sind stark betroffen. Sie sind jetzt relativ sicher bei der Familie seiner Frau, aber niemand von ihnen hat in den letzten zwei Nächten viel geschlafen. Sie haben Dinge gesehen, die sie nicht hätten sehen sollen, und Dinge gelernt, die sie nicht hätten lernen dürfen.

»Es darf nicht sein, dass Dreijährige den Unterschied zwischen Raketen und Bomben erkennen können«, sagt er erschöpft.

Doch er spricht lieber über die guten Zeiten. Wie viele andere holt er Bilder aus der Zeit vor dem Krieg hervor. Viele zeigen seine drei Kinder in einem üppigen Garten. Es gibt Fotos von Restaurantbesuchen am Strand und von einem Ausflug nach Rafah am Tag vor Kriegsbeginn.

»Ich wollte, dass sie all das Schöne sehen, was Gaza zu bieten hat – die Städte, den Strand, die Kultur und das Essen.«

Balousha ist verzweifelt, aber im Umgang mit den Patientinnen und Patienten warmherzig und fürsorglich. Einer, der davon profitiert hat, ist Adam. Balousha hat viel Zeit in dem kleinen Raum am Ende des Korridors verbracht. Die Tür ist immer noch geschlossen, aber Adam scheint etwas weniger teilnahmslos zu sein. Als ich hereinkomme, dreht er sich nicht mehr weg und fragt sogar seine Mutter, was ich sage. Es scheint, als würden die Bemühungen meines Kollegen endlich Früchte tragen. Ich hocke mich neben das Bett, und Adam wirft mir einen kurzen Blick zu.

»Ahh – du hast ja wunderschöne braune Augen«, sage ich. »Meine sind blau. Hast du so etwas schon einmal gesehen?«

Die Neugier überwiegt, und er muss nachsehen. Zum ersten Mal haben wir Blickkontakt. Adam schlägt die Augen schnell wieder nieder, aber es ist ein Fortschritt im Vergleich zu vorher, als er mich überhaupt nicht im Raum haben wollte. Shaimaa übersetzt, aber heute wirkt sie bedrückt. Sie erzählt, dass sie viel weint und keine Kraft mehr hat, stark zu sein. Auch sie trägt eine große Trauer in sich, und vielleicht kann sie diese erst jetzt zulassen, wo es ihrem Sohn ein wenig besser geht.

Wir sitzen lange zusammen und reden, und sie weint bitterlich. Als Therapeutin bin ich darin geschult, meine Patientinnen und Patienten nicht zu umarmen. In vielen Situationen macht es Sinn, diese professionelle Distanz zu wahren, aber jetzt geht es nicht anders; Shaimaa braucht eine Umarmung.

Immer öfter sehen wir das zweieinhalbjährige, beinamputierte Maskottchen der Station in den Gängen oder im Garten. Ich begegne ihr und ihrem Vater, als ich gerade von Adam komme. Sie scheint sich auf Papas Arm wohlzufühlen und gibt eifrig Anweisungen, wohin sie möchte und was sie erkunden will. Das freut mich, denn genau durch diese Neugier lernen und entwickeln sich Kinder. Mit einem verschmitzten Lächeln zeigt sie in Richtung Garten. Ich begleite sie, und dort streckt sie sich nach den leuchtend roten Hibiskusblüten, die die beiden Büsche neben dem Pavillon schmücken. Wir haben keine gemeinsame Sprache, und auch ihr Vater spricht kein Englisch, also müssen wir uns auf Körpersprache und Mimik verlassen. Ich beuge mich vor und schnuppere an einer der Blüten. Sie hat einen langen, staubigen Griffel, der aus dem roten Kranz der Blütenblätter ragt. Meine Nase berührt sie fast, und ich tue so, als müsste ich niesen. Das Maskottchen lacht. Jetzt ist sie an der Reihe. Ihr Vater hebt sie hoch, bis sie die Blüte aus nächster Nähe betrachten kann. Als er sie zurücksetzt, hat sie vom Blütenstaub einen roten Fleck auf der Nase. Nun lachen wir alle drei.

Das Mädchen zeigt, dass sie gerne eine Blüte pflücken möchte. Ihr Vater bittet sie, vorsichtig zu sein, und sie greift behutsam um den Stängel, bevor sie ihn abreißt. Dann überreicht sie mir die Blüte. »Shukran« – danke – kann ich glücklicherweise sagen. Ich schlage vor, dass sie auch eine für sich selbst pflückt. Gemeinsam stecken wir die Blüten in ihr Haar und in meines, bevor wir uns verabschieden müssen.

Auf dem Weg zurück zu meinem Zimmer sehe ich, wie sie darum bittet, durch die kleine Luke zur Apotheke schauen zu dürfen, um zu erkunden, was sich dort verbirgt. Alle strahlen, wenn sie die Kleine sehen, und sie bekommt reichlich Bestätigung dafür, dass alle sie mögen. Ich bin in bester Laune und grüße Murad, den Sozialarbeiter, der eine Pause an einer Ecke zwischen den Stationen macht. Doch er grüßt nicht so fröhlich zurück.

»Was ist los?«, frage ich.

»Ich weiß, dass sie jetzt lächelt«, sagt er und deutet auf das Mädchen. »Aber welche Zukunft hat sie?« Eine Falte erscheint auf seiner Stirn.

Murad erzählt, dass er zwar für die Station verantwortlich ist, auf der sie liegt, aber die Betreuung dieser Familie einem Kollegen überlassen hat. Er kann es einfach nicht ertragen. Sein Schutzschild gegen das Elend hat einen Riss, durch den die Schicksale kleiner Kinder eindringen. Der Gedanke, was dieses Mädchen erwartet, wenn ihr Vater sie nicht mehr auf den Armen trägt und sie nicht mehr von allen freundlich empfangen wird, bedrückt ihn. Er weiß, dass es an Prothesen mangelt. Er weiß, dass Mädchen ohne Beine nicht oben auf der Liste stehen, um verheiratet zu werden. Und er weiß, dass sie es schwer haben wird, eine Arbeit zu finden.

»Es könnte meine Tochter sein«, sagt er und schlägt die Augen nieder. »Ich könnte es sein, der sie jetzt trägt.« Der Gedanke ist kaum zu ertragen.

Kurz nachdem wir auseinandergegangen sind, höre ich, wie es aus dem Wartebereich direkt vor dem Eingang zur Station zweimal laut knallt. Könnten das Schüsse sein? Die Kämpfe haben heute etwa einen Kilometer entfernt stattgefunden, also ist das unwahrscheinlich. Aber es klang doch tatsächlich so? Ich sehe mich um, aber alle bleiben ruhig, und niemand scheint verletzt zu sein, also habe ich mich vielleicht geirrt? Erica kommt schnellen Schrittes von der Ambulanz und bestätigt, dass es tatsächlich zwei Schüsse waren. Sie trafen die Außenwand auf etwa zwei Meter Höhe und stammen vermutlich von einem Quadrokopter.

Nach Rücksprache mit der Leitung teilt Erica entschieden mit, dass alle Patientinnen und Patienten sich in Richtung des Atriums des Krankenhausgartens begeben müssen. Diese verstehen den Sinn nicht ganz, da ja nichts passiert sei. Doch Erica bleibt dabei. Niemand weiß, ob weitere Kugeln folgen könnten. Mühsam stehen die am schwersten Verletzten auf. Mit Gipsverbänden und Fixateuren an ihren Beinen bewegen sie sich langsam die Treppe hinauf und durch die Ambulanz, um in den Garten zu gelangen.

Der Durchgang zwischen den Stationen und unserem Büro im Gartenschuppen ist im Nu überfüllt. Wir schlängeln uns zwischen Rollstühlen, Fixateuren, Krücken und ungeduldigen Menschen hindurch. In dem kleinen Garten gibt es nicht genug Sitzplätze für alle, also stehen die Gehfähigen an den Wänden oder setzen sich ins Gras. Am schlimmsten ist, dass es für diejenigen, die nicht im Pavillon Platz finden, keinen Schatten gibt. Die Stimmung ist gereizt, und nach einer Stunde, ohne dass sich die Kämpfe nähern oder weitere Schüsse fallen, entscheiden wir, dass alle in den schattigen Wartebereich zurückkehren können.

»Ahhhh«, höre ich meinen eigenen Stoßseufzer, als ich mich am Nachmittag auf die Bank in der Glasveranda sinken lasse. Die frische Brise hier oben tut gut. Zum Glück ist niemand anderes im Büro, den ich mit meinen unbedachten Seufzern stören könnte.

Ich lege ein paar Kissen hinter meinen Rücken und mache es mir mit dem Laptop auf einem kleinen Tisch aus Spanplatten bequem. Es ist noch etwas Zeit bis zu meinem geplanten Skype-Meeting mit meiner Chefin in Jerusalem, also bleibe ich sitzen und schaue auf die Dattelpalmen und den Horizont in Richtung Rafah.

Von dort steigen immer Rauchwolken auf, auch heute, aber die Detonationen klingen weit weg – die Bomben schlagen ziemlich weit entfernt ein. Der Himmel ist hellblau, und das Licht wird allmählich schwächer. Aus dem Augenwinkel nehme ich eine Bewegung wahr und sehe, wie ein Drachen in Weiß und Gelb vor einer der Rauchwolken aufsteigt. Viele Kinder basteln sie aus Plastiktüten, dünnen Stoffresten oder allem, was sie finden können. Ich sehe das Kind am anderen Ende der Schnur nicht, aber ich weiß, dass der Drachen in Gaza ein Symbol für Hoffnung und Freiheit ist. Wenn ich die Augen zusammenkneife, sehe ich nur die grünen Palmwipfel, den blauen Himmel und das weiß-gelbe Symbol dafür, dass die Träume hier trotz allem weiterleben.

Ich erzähle meiner japanischen Kollegin aus dem Pflegebereich von dem schönen Erlebnis mit dem Drachen, als sie hereinkommt, um zu arbeiten. Sie hat gerade ein Interview mit einem japanischen Fernsehsender beendet.

»Hat es gut geklappt?«, frage ich.

Ja, sie ist recht zufrieden. Da keine internationalen Journalistinnen und Journalisten nach Gaza kommen dürfen, erhalten wir hier viele Interviewanfragen. Medienhäuser aus der ganzen Welt nehmen Kontakt auf, und über teils instabile Internetverbindungen versuchen wir, die Bedingungen der humanitären Katastrophe, die wir miterleben, zu vermitteln. Wir versuchen die richtigen Worte zu finden, damit die Menschen verstehen, was hier passiert.

»Ich habe inzwischen so viele Interviews gemacht, dass ich langsam den Dreh raushabe«, sagt sie. »Ich bin eher gespannt, was meine Eltern dazu sagen.«

»Die werden sicher stolz auf dich sein«, sage ich.

»Sie wissen gar nicht, dass ich hier in Gaza bin«, sagt sie und bricht in Lachen aus. »Ich hatte nicht das Herz, ihnen diese Sorge aufzubürden, also habe ich gesagt, ich gehe nach Jordanien. Technisch gesehen stimmt das ja – dorthin bin ich geflogen«, sagt sie und lacht erneut.

Sie ist knapp 30, aber eine der Erfahrensten im Team. Durch Einsätze in vielen verschiedenen Kriegsgebieten hat sie sowohl Menschen sterben sehen als auch selbst in Lebensgefahr geschwebt. Vielleicht will sie deshalb ihre Eltern schützen. Ihr Lachen zeigt aber, dass sie sicher ist, dass ihre Eltern diese kleine Notlüge gelassen aufnehmen würden.

TAG 18

Sonntag, 25. August 2024

Die Umstände sind zwar düster, aber zur Arbeit zu kommen, bereitet mir dennoch Freude. Der Zusammenhalt in meinem Team ist stark. Alle erleben dieselbe Katastrophe, wir haben Verluste geteilt, Trauer und schlechte Tage miteinander durchgestanden. Wir wissen, dass wir uns aufeinander verlassen können. Wir kümmern uns umeinander, aber es gibt auch eine Menge freundschaftliches Necken. Es wird kommentiert, dass der eine ziemlich klein ist und nicht an die oberen Regale heranreicht. Ein anderer wird aufgezogen, wenn er ein englisches Wort falsch benutzt. Oder man lacht ein wenig genervt über den Dritten, der vergesslich ist. Mich necken sie, weil ich kein Arabisch kann, und wenn ich es mit ein paar Wörtern versuche, lachen sie über meine Aussprache. Ich sage, ich sei zu alt, um eine neue Sprache zu lernen, besonders eine, die so anders ist als die, die ich schon kann. Aber vor allem Rawand, die Dolmetscherin, widerspricht vehement.

»Das schaffst du!«, sagt sie und listet eine ganze Reihe von Wörtern auf, die ich lernen soll. Ich kann nicht wissen, ob das nützliche Vokabeln sind oder ob es sich um die gängigsten Schimpfwörter handelt. Oder vielleicht habe ich gerade zugestimmt, einen Esel zu kaufen – wer weiß?

Heute ist die Psychologin Sabah außergewöhnlich gut gelaunt. Sie war bei einer Patientin, die ich nur als die »Schönheitskönigin des Flurs« bezeichne. Dalia hat zarte, schöne Gesichtszüge und ein breites Lächeln. Ihr Haar ist voll und wunderschön gelockt. Sie ist erst 23 Jahre alt, hat aber schon einen zweijährigen Sohn.

Das erste Mal, als ich Dalia begegnete, stürzten gleich mehrere von uns zu ihr. Sie weinte und schrie so laut, dass es die gesamte Station hörte, und die Ärzte dachten zunächst, sie hätte starke Schmerzen wegen ihres schwer beschädigten Beins. Aber das war ein Schmerz, gegen den es keine Medikamente gab. Sie schrie nach ihrem Kind und wiederholte immer wieder, dass ihr Sohn sie nie wieder sehen wollen würde – aus Angst, er schäme sich, weil sie so schwer verletzt war. Die außergewöhnlich hübsche Frau war untröstlich.

Ihr Mann versuchte, sie zu beruhigen, indem er ihr die Hand streichelte, doch sie biss ihm aus Wut in die Hand. Immer wenn sie in diesem Zustand ist, ist sie fast unerreichbar. Ich vermute, dass es nicht nur die Angst ist, ihr Leben, wie sie es kannte, zu verlieren, sondern dass die Traumata des Krieges sie dissoziieren lassen. In dem Zustand ist sie von der wirklichen Welt abgekoppelt und durcherlebt aus der Erinnerung ihre Traumata erneut. Und sie kehrt erst zurück, wenn ihr Mann ihr Gesicht mit einem kalten Tuch abtupft. Danach ist sie wie verwandelt und erinnert sich nicht an ihr Schreien.

Doch jetzt ist sie auf dem Weg der Besserung – sowohl körperlich als auch psychisch. Die gute Nachricht heute ist, dass der Ex-Fixateur an ihrer Hüfte entfernt wurde und die Röntgenbilder zeigen, dass alles gut verheilt ist. Auch ihre Angst hat abgenommen.

Sabah hat mich in Dalias Zimmer mitgenommen, weil diese mir unbedingt ihre Zeichnungen zeigen möchte, mit denen sie die Wände tapeziert hat. Die Blätter sind mit positiven Selbstbotschaften gefüllt wie »Ich werde es schaffen« und »Allah gibt mir Kraft«. Sie hat sogar ihre eigene »Leiter der Heilung« gezeichnet. Jede Stufe hat eine eigene Farbe, und die Leiter streckt sich hoffnungsvoll bis an den oberen Rand des Papiers. Die unterste Stufe ist schwarz und steht für den Bombenangriff, bei dem sie fast ihre gesamte Großfamilie verlor – mit Ausnahme ihres Mannes, ihres Sohnes und einer Schwester. Alle anderen, Geschwister, Eltern, Großeltern, Tanten und Onkel, wurden getötet. Die nächste Stufe markiert die Wochen auf der Intensivstation. Danach folgen Stufen, die den Aufenthalt auf unserer Station und ihre allmähliche Genesung zeigen. Die oberste Stufe ist rosa und noch leer. Dort will sie das Datum eintragen, an dem sie wieder auf eigenen Beinen stehen kann.

Sabah strahlt, ebenso wie Dalia. Zwar muss Dalia damit leben, dass ein Bein etwas kürzer ist als das andere, doch das tut der guten Stimmung keinen Abbruch. Jetzt müssen nur noch die körperlichen Wunden heilen, und dann kann sie mit ihrem Mann in das neue Zelt ziehen, das er für sie aufgebaut hat.

Um rechtzeitig zu einem Meeting im Haus zu kommen, muss ich heute früher als sonst zurückfahren. Es sind nur der Fahrer und ich im Auto.

Ich träume ein wenig vor mich hin, während die Musik, die im Radio läuft, im Hintergrund leiser wird. Plötzlich spüre ich wieder dieses Ziehen im Zwerchfell. Für den Bruchteil einer Sekunde glaube ich, es sei eine Bombe, bevor mein Gehirn registriert, dass die Lautsprecher des Autos die Quelle der Klangwelle sind.

Der Bass des Songs »Maria Maria« von Santana dröhnt laut aus den Lautsprechern, gefolgt von den Klängen der spanischen Gitarre.

»Oh, das Lied ist großartig. Dreh das Radio doch lauter, bitte«, sage ich.

Der Fahrer stellt die Musik auf volle Lautstärke, und während wir durch all das Elend der Welt fahren, schallt die Musik aus den offenen Fenstern, und wir singen beide aus voller Kehle mit:

»Maria Maria.
Stop the lootin', stop the shootin'.
Pick-pockin' on the corner.
See, as the rich is getting richer,
The poor is getting poorer.«

Wir sehen uns an und singen besonders laut mit, als wir zu der Zeile kommen, die wir beide offenbar für die wichtigste halten:

»Thinkin' of ways to make it better.«

TAG 19

Montag, 26. August 2024

Die Sicherheitsaktualisierung von gestern brachte leider keinen Lichtblick. Ein weiterer Block in der sogenannten humanitären Zone soll evakuiert werden, und das umfasst die Gebiete in der Nähe des Al-Aqsa-Krankenhauses in Deir al-Balah. Das liegt 14 Kilometer weiter nördlich, sodass für uns im Nasser-Krankenhaus vorerst keine Gefahr besteht.

Viele Patientinnen und Patienten sowie Angehörige verließen das Al-Aqsa-Krankenhaus nach einer Explosion in 250 Metern Entfernung, und der Projektleiter berichtete von hektischen Bemühungen, Lösungen für die Menschen zu finden, die das Krankenhaus nicht verlassen können – diejenigen, die physisch nicht in der Lage sind, sich eigenständig fortzubewegen. Schwerverletzte, Menschen, die auf Beatmungsgeräte angewiesen sind, kleine Babys ohne Betreuungspersonen und Bettlägerige mit schweren Brand- oder Quetschverletzungen.

Vielleicht wird es möglich sein, einige von ihnen in andere Krankenhäuser zu verlegen, aber einige werden zurückbleiben müssen. Das war bisher immer der Fall, wenn ein Krankenhaus evakuiert wurde. Ich kann mir kaum vorstellen, wie ich es schaffen könnte, unsere Patientinnen und Patienten zurückzulassen, wenn ich wüsste, dass die Panzer heranrollen. Es ist ein unangenehmer Gedanke, den ich erst mal beiseiteschiebe.

Auf dem Flur gehe ich an Dr. Fadys »Büro« vorbei – einem kleinen Tisch und einem Stuhl im Durchgang zwischen der Station für Brandverletzte und den acht Vorhängen, die die Ambulanz bilden. Ich vermute, dass er die inoffizielle Informationsquelle des Krankenhauses ist, denn es stehen immer Leute in diesem Durchgang, die sich über die Ereignisse des Tags austauschen. Es scheint, als wüsste er alles.

»Hast du schon gehört? Die Friedensgespräche in Kairo sind – mal wieder – gescheitert.« Dr. Fady teilt mir die neuesten Nachrichten mit, als ich vorbeigehe.

Ich seufze genervt und schüttle den Kopf. Er lächelt.

»Ja, was sollen wir machen?«, sagt er und breitet die Arme aus. »Beim nächsten Mal siehst du uns wohl auf dem Friedhof«, sagt er und lacht über seinen eigenen Witz.

Ich weiß nicht, wie ich reagieren soll. Humor gilt als die fortgeschrittenste Form der Bewältigungsstrategie, und die will ich ihm nicht nehmen. Aber lustig ist es nicht.

»Falls wir überleben – was meinst du, sollten wir bleiben oder gehen?«, fragt Dr. Fady.

Er erzählt, dass er diese Frage schon oft mit seiner Frau diskutiert hat. Sie ist ebenfalls Ärztin, sodass sie beide beste Voraussetzungen haben, einen guten Job zu finden, egal wo auf der Welt sie sich niederlassen.

»Aber unser Herz ist in Gaza. Ich wünschte, du hättest sehen können, wie schön es hier war. Vorher ... die Strandpromenade. Die Moscheen. Die Olivenbäume. Und wir hatten das beste Essen der Welt.«

Ich denke zurück an ein Gespräch mit einem Kollegen im Westjordanland im Januar. Damals war die Familie, die bis heute in Gaza lebt, fest entschlossen zu bleiben. Hier waren ihre Wurzeln, hier sangen sie Lieder über ihre geliebte Heimat, und hier wollten sie begraben werden. Mein Eindruck ist, dass sich mittlerweile immer mehr Menschen dieselbe Frage stellen wie Dr. Fady: Sollen wir bleiben, oder müssen die Wurzeln herausgerissen werden, um woanders wieder Fuß zu fassen? Die Kultur, die Rezepte und die Lieder nehmen sie mit, aber sie müssen fruchtbareren Boden finden als den hier im Gazastreifen.

Beim Morgenmeeting ist alles wie gewohnt: Die Runde berichtet, dass wieder einmal die Latexhandschuhe ausgegangen sind. Sterile Handschuhe sind erst recht Mangelware. Auch Operationshauben sind nicht mehr verfügbar.

Erica hat sich des Problems angenommen und erklärt, dass der örtliche Schneider gebeten wurde, Hauben, Operationskittel und die notwendigen Tücher zum Abdecken des Operationsbereichs zu nähen. Das Problem ist, dass es nicht genügend Stoff gibt.

Mehrere Vorschläge werden in die Runde geworfen, doch jedes Mal kommt ein »Das haben wir schon versucht«, »Das haben wir letzte Woche geprüft«. Das Beschaffungsteam hat den Markt bereits nach allem durchforstet, was verfügbar ist.

Jemand schlägt vor, Stoff von außerhalb zu bestellen und ihn mit der nächsten Hilfslieferung hereinzubringen. Aber bei den strengen Beschränkungen, was und wie viel reingelassen wird, stellt sich die Frage: Worauf sollen wir dann verzichten? Medikamente? Nahrung? Seife?

Wir verlassen das Meeting ohne eine Lösung, aber ich kenne Erica gut genug, um zu wissen, dass sie nicht aufgeben wird, bis sie eine gefunden hat.

»Du, da ist ein Mädchen in der Ambulanz, das dich braucht. Es scheint untröstlich zu sein«, sagt Amina, die Sozialarbeiterin, als sie im Gartenschuppenbüro vorbeikommt, um ein paar Papiere zu holen.

Ich bin etwas überrascht, denn ich dachte, ich hätte alle Patientinnen und Patienten, die ich betreue, heute schon besucht.

Ich höre das Weinen, bevor ich das Mädchen sehe. Ganz am Ende des Ganges sitzen Massa, das Mädchen mit den Verbrennungen, das vor fünf Tagen entlassen wurde, und ihre Mutter Islam. Die Frau begrüßt mich höflich mit einem Kuss auf jede Wange, wirkt aber sichtlich besorgt.

»Was soll ich tun?«, fragt sie mich.

Massa schaut mich mit Tränenstreifen auf den Wangen an.

»Heute sollen die Verbände gewechselt werden, und sie hat solche Angst«, sagt Islam. »Und sie vermisst ihren Papa.«

Die Kinder facetimen hin und wieder mit ihrem Vater in Syrien, aber das passiert nicht oft, da Islam sich ein Telefon leihen muss und der Zugang zum Internet teuer ist. Außerdem ist es nicht dasselbe, ihn nur auf einem Bildschirm zu sehen statt vor Ort. Die Massa, die heute auf der Bank sitzt, erinnert mich an das Mädchen, das ich bei unserer ersten Begegnung kennengelernt hatte: sehr ängstlich, sehr traurig, angespannt und kaum zu trösten. Es ist, als würde ein Schalter in ihr umgelegt, sobald sie ins Krankenhaus kommt, denn zu Hause sei sie nicht so, erzählt die Mutter. Liegt es an der Angst vor Schmerzen? Oder durchlebt sie noch einmal die Schrecken des Bombeneinschlags und den Moment, als ihre Beine Feuer fingen?

Obwohl wir dicht bei Massa sitzen – ihre Mutter streichelt ihren Arm, und ich spreche beruhigende Worte –, schreit sie plötzlich auf. Ein intensiver, langer Schrei, der alle in der Nähe aufmerken lässt. Was ist gerade passiert? Massa ist erst acht Jahre alt und hat keine Worte für das, was in ihr vorgeht. Sie schreit erneut, bevor sie sich in die Arme ihrer Mutter schmiegt.

»Was soll ich tun?«, fragt Islam verzweifelt erneut.

Jetzt hat auch sie Tränen in den Augen. Sie versucht, so stark wie möglich für ihre Kinder zu sein, aber diese Hilflosigkeit ist schwer zu ertragen. Die Ratschläge, die ich geben kann, sind nur eine Bestätigung dessen, was sie bereits unternimmt: ihrer Tochter einen sicheren Arm bieten, ihr versichern, dass sie auf sie aufpasst, und ruhig bleiben, wenn die Gefühle ihres Kindes außer Kontrolle geraten.

Meine erste Begegnung mit einem traumatisierten Kind hatte ich, als ich selbst vier Jahre alt war. Im Jahr 1974 adoptierten meine Eltern meinen kleinen Bruder aus einem Waisenhaus in Vietnam.

Dies geschah kurz vor dem Ende des Vietnamkriegs. Er hatte seine ersten vier Lebensjahre in diesem brutalen Krieg verbracht, der im Westen vor allem durch die Beteiligung der USA und die massiven Bombardements bekannt ist.

Man hatte ihn als kleines Bündel auf den Stufen des Waisenhauses gefunden, er hatte schon im Alter von wenigen Wochen seinen ersten großen Verlust erlebt.

Damals habe ich das nicht verstanden, aber je mehr ich heute mit Kriegskindern und Traumata arbeite, desto besser begreife ich das, was mir als Kind einfach nur merkwürdig erschienen war. Wie zum Beispiel, dass mein Bruder sich an Silvester unter dem Couchtisch verkroch, während wir anderen uns an den Raketen erfreuten. Oder dass er Brotscheiben hinter den Büchern im Regal versteckte – noch jahrelang, nachdem er bereits Teil unserer Familie geworden war.

Es war schwer, ihn zu verstehen, und damals gab es noch keine PTBS-Diagnose, und das Wissen, was Krieg mit der Kinderseele macht, war begrenzt. Erst als die US-amerikanischen Soldaten aus dem Vietnamkrieg zurückkehrten, begann man, die Beschwerden systematisch zu erfassen, unter denen sie litten: aufdringliche Gedanken, unerwünschte Erinnerungen, Albträume, Schreckhaftigkeit und das Gefühl, keine Kontrolle mehr über das eigene Leben zu haben. Bis dahin hatten Forschende und Psychologinnen und Psychologen kaum Wissen darüber, was Krieg mit einem Menschen macht.

Aber auch in den Jahren nach dem Vietnamkrieg blieb der Fokus auf den Soldaten. Es ist noch nicht lange her, dass wir systematisch zu verstehen begonnen haben, was Krieg mit Kindern macht – sowohl kurz- als auch langfristig.

Mein Bruder wuchs wie die Kinder in Gaza mit dem Dröhnen von Bomben als alltäglicher Begleitmusik auf. Er litt Hunger, weil der Krieg alle Ressourcen auffraß. Und er lebte in Unsicherheit – sogar noch lange Zeit, nachdem er in Sicherheit war. Oft denke ich an ihn, wenn ich hier im Nasser-Krankenhaus den traumatisierten, verängstigten Kindern begegne. Ich werde nie vergessen, wie panisch er wurde, wenn unsere Mutter den Raum verließ und er nicht sicher war, ob sie zurückkehren würde. Für mich ist das verzweifelte Schreien von Kindern der Klang des Krieges schlechthin geworden.

Im Laufe des Tages bekommen wir zum Glück eine Gegendarstellung: Das Al-Aqsa-Krankenhaus wird den Betrieb doch nicht einstellen müssen. Das ist nicht nur gut für die Menschen dort, sondern auch für uns, denn so müssen wir nicht deren Patientinnen und Patienten übernehmen. Auf der orthopädischen Station ist es jetzt schon so voll, dass es schwierig ist, sich dort zu bewegen. Die Betten stehen Kopfende an Kopfende bis hin zur Ausgangstür. Dort liegen erwachsene Männer mit beiden Beinen in dicken Verbänden, ein Jugendlicher, der immer wieder das Bewusstsein zu verlieren scheint, und ein kleines Mädchen mit einem Arm in einer Schlinge. Um jedes Bett stehen besorgte Angehörige – manche selbst mit kleineren Verletzungen, andere mit den unsichtbaren Wunden, von denen wir wissen, dass sie existieren.

Niemand in Gaza bleibt von diesen Erlebnissen unberührt.

Trotzdem lächle ich. Auf meinen regelmäßigen Rundgängen durch die Krankenhausflure lächle ich viel. Manchmal sind es breite Lächeln, begleitet von einem High Five mit einem Jugendlichen, manchmal sind es kleinere, mitfühlende Lächeln für einen Patienten, der offensichtlich verzweifelt ist.

Lächeln ist ein universelles Hilfsmittel in Krieg und Krisen. Wenn wir gestresst und ängstlich sind, ist ein Lächeln von einem anderen Menschen das Beste, was wir bekommen können. Es beruhigt die Nerven, reduziert die Stresshormone im Körper und gibt uns das Gefühl, dass es Menschen gibt, die uns wohlgesinnt sind. Amina hat das einmal kommentiert – dass ich so viel lächle. Sie sagte, das sei schön, weil es den Tag ein bisschen leichter mache.

Als wir zu den Autos gehen, um den Heimweg anzutreten, kommen mit einem Mal Krankenwagen in rasantem Tempo heran. Wir müssen uns an die Wand drücken, um nicht überfahren zu werden, und das intensive Sirenengeheul schmerzt fast in den Ohren. Es gibt keinen Zweifel daran, dass hier Leben auf dem Spiel stehen.

Fünf Krankenwagen kommen dicht hintereinander, und es ist erstaunlich, dass wir alle rechtzeitig zur Seite springen können, denn die Fahrer geben Gas, obwohl es so eng und voll mit Menschen ist.

Wir verfolgen die Autos mit unseren Blicken bis zur Notaufnahme. Dort steht bereits eine große Gruppe von Menschen, die versuchen, über den hohen Zaun, der den Zugang zur Notaufnahme begrenzt, hinwegzusehen. Ist vielleicht einer ihrer Angehörigen verletzt oder getötet worden?

Wir gehen davon aus, dass der letzte Krankenwagen vorbeigefahren ist, da kommt ein weiterer mit hoher Geschwindigkeit heran, und wir springen zurück zur Krankenhauswand.

Unser Teamleiter beginnt sofort herumzutelefonieren. Wer weiß, was passiert ist? Werden wir hier im Krankenhaus gebraucht? Und wenn nicht, ist es sicher zu fahren?

Wir hören ihn sagen, dass eine Bombe auf die »Coastal Road« abgeworfen wurde, eine Straße in der sogenannten humanitären Zone, die bislang als einigermaßen sichere Route galt. Er lauscht eine Weile, bevor er fragt: »Sind alle unsere Leute in Sicherheit?«

Er schaut uns an. »Ein Auto mit zwei unserer Kollegen war nur 50 Meter entfernt, als die Bombe einschlug«, sagt er. »Sie waren gerade vorbeigefahren und konnten Rauch und Flammen im Rückspiegel sehen.«

Ich spreche meine Gedanken nicht laut aus: Ein paar Sekunden Verzögerung, und zwei weitere lokale Kollegen wären tot gewesen.

Es herrscht Stille im Auto auf dem Weg nach Hause. Generell fällt auf, wie wenig wir im internationalen Team über das sprechen, was wir sehen und erleben. Es ist, als würde sich niemand trauen, die Tür zu diesen Gefühlen zu öffnen. Vielleicht, weil wir denken, dass wir stark sein müssen im Umgang mit unseren lokalen Kolleginnen und Kollegen? Um zu zeigen, dass wir aushalten? Wir haben uns entschieden hierherzukommen, und wir wissen, dass wir nach fünf bis sechs Wochen wieder nach Hause gehen werden. Alles, was wir fühlen und denken, steht in einem krassen Kontrast zu dem Alltag, der außerhalb der Krankenhausmauern herrscht, und erscheint daher im Vergleich unbedeutend. Unser lokales Team und auch die Patientinnen und Patienten sind darauf angewiesen, dass wir uns um sie kümmern, uns auf ihr Wohlergehen konzentrieren und auf all das, was wir beitragen können.

Gelegentlich brechen unsere Gefühle dennoch hervor, aber nur, wenn wir unter uns sind. Etwa, wenn Tränen fließen, während wir Geschichten von Patienten teilen. Oder wenn wir einander gestehen, dass wir jedes Mal unwillkürlich zusammenzucken, wenn Kampfflugzeuge tief über die Dächer fliegen. Oder wenn wir über die Abschiedsbriefe sprechen, die wir zu Hause hinterlassen haben, falls das Schlimmste passieren sollte.

Noch bevor wir die Sicherheitsbesprechung an diesem Abend abschließen können, die uns nähere Details zu dem Bombenangriff liefert, kommen neue Meldungen über Schüsse direkt vor unserem Krankenhaus. Angeblich handelt es sich um einen Drohnenangriff. Der Projektkoordinator, der für die Sicherheit verantwortlich ist, und der Logistikleiter, der den Transport koordiniert, beraten sich. Handelt es sich um einen allgemeinen Angriff auf das Krankenhaus oder um einen gezielten Angriff auf ein Haus oder ein Fahrzeug, wie beim Vorfall auf der Coastal Road ein paar Stunden zuvor? Muss das Team, das jetzt gerade im Krankenhaus im Dienst ist, evakuiert werden? Und was passiert mit den Patientinnen und Patienten? Unsere Analyse bleibt sachlich und ruhig, obwohl die Situation explosiv ist. Sie stützt sich auf frühere Erfahrungen, wie Angriffe abgelaufen sind, sowie auf die jüngsten Entwicklungen und das Ausmaß des heutigen Beschusses. Die Schlussfolgerung ist, dass, sollte es sich tatsächlich um einen Angriff auf das Krankenhaus gehandelt haben, dieser massiver ausgefallen wäre als das, was wir heute erlebt haben. Deshalb geht die Arbeit weiter wie zuvor.

Es ist fast drei Wochen her, seit ich hier angekommen bin, und die Eindrücke waren so zahlreich, dass es mir schwerfällt, all die Erlebnisse, Gespräche und Kontakte mit Patientinnen und Patienten zu verarbeiten. Ich sitze wieder auf der Glasveranda, und die Abendbrise kühlt angenehm meinen Rücken, während ich ein starkes Gefühl der Dankbarkeit verspüre. Ja, die Situation ist schrecklich, und wir haben keine Ahnung, was der morgige Tag bringen wird. Dennoch fühlt es sich so sinnvoll an, hier zu sein, einen Beitrag leisten zu können und so viele engagierte, mitfühlende, wunderbare Menschen zu treffen. Es erscheint mir fast seltsam, dass ich mich so sehr davor gefürchtet habe hierherzukommen. Auch wenn ich Angst hatte, habe ich mich bisher nicht in direkter Lebensgefahr gefühlt. Diese Erfahrung, hier zu arbeiten, möchte ich auf keinen Fall missen.

Damit hatte ich nicht gerechnet: Wir lachen überraschend oft. Oder vielmehr: Das Lachen geht Hand in Hand mit den Tränen und wird zu unserer Art, mit den Schwierigkeiten umzugehen. Besonders das lokale Team beherrscht das gut. In einer Pause im Krankenhaus hörte ich heute, wie zwei Frauen Jouda – den großen, freundlichen Riesen – ein wenig neckten. Sie lachten, und es schien, als würde er versuchen, etwas zu erklären, aber natürlich auf Arabisch, sodass ich anfangs nur beobachten konnte. Die wenigen Wörter, die ich in den letzten Wochen gelernt habe, reichten bei Weitem nicht aus, um zu verstehen, was zwischen ihnen los war. Irgendwann bekam ich Blickkontakt mit Rawand und drehte meine Handflächen nach oben wie eine wortlose Frage: Worüber redet ihr?

»Wir sagen, es sei Zeit, dass er sich rasiert. Aber er meint, es sei noch nicht nötig«, erklärte Rawand lachend.

Jouda erzählte, dass er seine Familie seit mehreren Monaten nicht gesehen habe. Sie lebt weiter südlich, und er wollte sie nicht hierherholen, bevor er nicht einen einigermaßen anständigen Ort für sie zum Leben gefunden hätte. Er will seinen vier Kindern das Beste bieten, was eben möglich ist.

Nach viel Mühe, einen Stellplatz für ein Zelt zu finden, Planen, Matratzen und das Nötigste zu organisieren, können sie schließlich wieder zusammenziehen.

»Er will gut aussehen, wenn seine Frau kommt«, neckten die Kolleginnen, diesmal auf Englisch.

»Nur noch zwei Tage«, antwortete Jouda mit einem Lächeln.

Er wurde ein wenig rot, und seine Augen leuchteten vor Erwartung. Besonders freut er sich darauf, seine jüngste Tochter zu sehen. Sie war vor dem Krieg gezeugt, aber während des Krieges geboren. Sie nannten sie Salam – Frieden.

TAG 20

Dienstag, 27. August 2024

Ich beginne den Tag im Physiotherapie-Zelt, um ein Gruppenangebot für Patientinnen und Patienten mit Amputationen zu planen. Unsere beiden Teams aus der Physiotherapie und Psychologie sollen zusammenarbeiten, um den Betroffenen Informationen über die psychischen und physischen Folgen des Verlusts eines Körperteils zu vermitteln. Ebenso wichtig ist es jedoch, ihnen Hoffnung zu geben, dass sie weiterhin ein erfülltes Leben führen können. Ein ehemaliger Patient, der mit zwei Prothesen lebt, hat gerade zugesagt, seine Erfahrungen zu teilen. Er arbeitet in Vollzeit, hat zwei Ehefrauen, von denen er eine nach seinem Unfall geheiratet hat. Ein gutes Vorbild, zumindest für die Männer. Für die Frauen scheint die Situation schwieriger zu sein.

Auf dem Rückweg, als ich die Treppe hinaufsteige, kommt mir eine Gruppe von fünf jungen Männern entgegen. Ich schaue auf mein Handy, um eine Nachricht zu lesen, und nehme sie nur aus dem Augenwinkel wahr.

»Hallo, wie geht's?«

Da ich die einzige Ausländerin in der Nähe bin, weiß ich, dass er mich anspricht.

Ein etwas nervöser, aber freundlicher junger Mann, etwa 22 Jahre alt, versucht, auf Englisch Kontakt aufzunehmen. Ich habe allerdings nicht vor, jetzt ein Gespräch zu führen, und antworte im Vorbeigehen: »Mir geht's gut.«

»Woher kommst du?«, fragt er weiter.

Ein bisschen widerwillig drehe ich mich um und sage: »Norwich«, die arabische Variante von Norwegen.

So beginnen Gespräche oft, aber viele wissen nicht, wo Norwegen liegt. Ich zeige dann mit meinen Händen, dass es weit im Norden ist und sehr kalt sein kann.

»Haaland!«, sagt der junge Mann und strahlt. Natürlich weiß er, wo Norwegen ist, sein Lieblingsfußballspieler kommt ja von dort.

Der junge Mann redet begeistert von Haaland und dessen Fähigkeiten. Doch er merkt wohl, dass ich weitermöchte. Um meine Aufmerksamkeit zu halten, fragt er, wie alt ich sei. Das ist oft die Einleitung zu einem Heiratsantrag. Und tatsächlich: Das ist seine nächste Frage. Solche Anträge bekomme ich oft, und ich glaube wirklich nicht, dass ich für die jungen Männer unter normalen Umständen infrage käme. Vielmehr sehen sie es wohl als Chance, Hilfe zu bekommen oder Gaza zu verlassen.

Der junge Mann ist charmant, aber lacht, als er mich fragt, ob ich ihn heiraten will. Wir wissen beide, dass es »uns« nicht geben wird.

»Aber vielleicht hast du Kinder?«, fragt er.

»Ja, zwei«, antworte ich. »Im perfekten Alter und Single.«

Er hebt hoffnungsvoll die Augenbrauen: »Gibt es eine Chance?«

»Definitiv« sage ich lächelnd. »Es sind zwei Jungs, greif nur zu.«

Der junge Mann schaut enttäuscht, aber seine Freunde lachen und stoßen ihn neckend an.

Der Rest des Tages ist wie üblich von Patientengesprächen geprägt. Am Ende des Ganges auf der Station für Brandverletzte treffe ich Mona. Das erste Mal, als ich sie sah, war sie wie eine Mumie eingewickelt. Das Gesicht und der Kopf der Sechsjährigen waren von mehreren Schichten Verbänden bedeckt. Nur Augen, Nasenlöcher und ein kleiner Teil des Mundes waren sichtbar. Auch ihre Hände, Arme und ihr Oberkörper waren auf die Art eingewickelt. Solche Verbrennungen entstehen oft durch die Hitzewelle, die sich nach einem Bombeneinschlag ausbreitet und Kleidung und Haut zum Schmelzen bringt.

Im Fall von Mona hatte die Bombe eine Gasflasche getroffen, wodurch die Wohnung der Familie in Sekunden in Flammen stand. Auch die drei Mädchen.

Anfangs war ihr Gesicht so geschwollen, dass es unmöglich war, sich vorzustellen, wie sie einmal ausgesehen hatte. Sie wurde mit einer Spritze gefüttert, was schmerzhaft war, weil auch ihre Lippen verbrannt waren. Jetzt sind die Verbände im Gesicht entfernt, und man kann ihre Gesichtszüge wieder erkennen. Die Sechsjährige hat große Augen und sieht aus, als hätte sie immer eine Frage auf den Lippen. Ihre Schmerzensschreie sind einem vorsichtigen Lächeln gewichen – ein Zeichen dafür, dass sie sich auch psychisch langsam erholt.

Später werde ich von Hasan, einem der Ärzte, in den Gängen angesprochen.

»Ich mache mir Sorgen um meinen Bruder. Hast du Zeit, kurz zu reden?«

»Für dich immer«, antworte ich.

Mit den Kolleginnen und Kollegen zu sprechen und ihnen zuzuhören, ist vielleicht eine meiner wichtigsten Aufgaben hier. Wenn sie nicht genug Unterstützung erhalten, um weiter zur Arbeit zu kommen, kommt der gesamte Krankenhausbetrieb zum Erliegen. Sie sind das Rückgrat und die Konstante in allem, was wir tun.

Hasans Bruder leidet seit Langem an Depressionen, und der Arzt fürchtet, dass er sich das Leben nehmen könnte. Zweimal hat er es bereits versucht. »Er ist mein einziger Bruder. Ich muss ihn retten«, sagt Hasan mit Tränen in den Augen.

Die beiden Brüder telefonieren mehrmals täglich miteinander. Am liebsten würde Hasan seinen Bruder persönlich treffen, ihn umarmen und ausführlich mit ihm sprechen. Vielleicht ihm sogar bei den Scheidungspapieren helfen. Die beiden wohnen nur zehn Kilometer voneinander entfernt, aber sie haben sich seit Monaten nicht gesehen.

»Ich kann es nicht riskieren, in den Norden zu fahren. Was, wenn die Straße blockiert wird und ich nicht zu meiner eigenen Familie zurückkommen kann?«

Ich sehe, wie Hasan innerlich zerrissen ist, und es gibt nichts, was ich machen kann, um das Dilemma zu lösen. Zum Glück hat sein Bruder noch eine Arbeit, also einigen wir uns darauf, dass Hasan Kontakt zu dessen Chef und Team aufnimmt, damit diese ihn unterstützen können. Ich verspreche, den Leiter des temporären Gesundheitszentrums von Ärzte ohne Grenzen in der Nähe des Wohnorts seines Bruders anzurufen. Wir hoffen, dass dort Kapazitäten für psychologische Hilfe vorhanden sind, damit sein Bruder jemanden zum Reden hat.

Zurück im Büro im Gartenschuppen diskutieren wir, was wir mit der Familie des jungen Rami auf der orthopädischen Station machen sollen. Noch immer hat niemand ihm gesagt, dass seine Eltern tot sind. Wir hatten gehofft, dass die Zeit uns helfen würde, dass die Familie den Mut fände, ihm die Wahrheit zu sagen. Jetzt fühlen wir uns einfach ratlos, nachdem erneut Versuche gescheitert sind, seine Verwandten zu überzeugen, dass Offenheit das Beste für ihn wäre. Es fällt mir schwer zu akzeptieren, dass Ratschläge, seien es medizinische oder psychologische, hier oft nicht befolgt werden. Es liegt nicht daran, dass die Eltern sich nicht helfen lassen wollen, sondern daran, dass sie schwierige Gespräche oder Entscheidungen aufschieben – vielleicht in der Hoffnung, dass das Schmerzvolle doch noch vermieden werden kann.

»Wir kommen nicht nach Hause«, sagt Rawand frustriert, als sie am Ende des Arbeitstags den Kopf ins Büro steckt. Ich sehe sie fragend an, und sie nickt bestätigend.

»Es ist nicht sicher zu fahren.«

Eine ursprünglich harmlose Auseinandersetzung zwischen zwei Jungen hat sich zu einer gewaltsamen Fehde zwischen zwei Familienclans ausgeweitet. Jetzt fliegen Steine über die Mauer des Krankenhauses und Schüsse fallen. Der Heimweg ist lang, und je später die Leute losfahren, desto gefährlicher wird es. Rawand ist nicht die Einzige, die frustriert ist. Der Sicherheitsbeauftragte schwitzt und wirkt angespannt. Er geht mit schnellen Schritten zum Fenster in der Nähe des Ausgangs, schaut nach beiden Seiten und kommt zurück. Dann führt er ein paar Telefonate, um herauszufinden, ob die Lage sich beruhigt hat oder weiter eskaliert. Offenbar erhält er die Antwort, auf die er gewartet hat, denn plötzlich muss alles schnell gehen.

»Kommt! Wir müssen jetzt los! JETZT!« Er fuchtelt mit den Armen, um zu verdeutlichen, dass es eilt.

»Es gibt eine kurze Pause zwischen den Kämpfen. Das ist unsere Chance.«

Wir drei, die im Büro sind, schaffen es noch, die Laptops zuzuklappen, aber man lässt uns keine Zeit, sie in die Taschen zu stecken. Das Auto steht mit offenen Türen direkt vor dem Eingang. Der Sicherheitsmann schiebt uns praktisch hinein und schlägt die Tür zu, bevor er ins Begleitfahrzeug steigt, das uns dicht folgt.

Kurz darauf erfahren wir, dass die Kämpfe wieder aufflammen. Die beiden Familien hatten sich nur zurückgezogen, um Verstärkung und Waffen zu holen. Die Gemüter sind extrem erhitzt, und selbst ein Streit zwischen Kindern kann zu Massenschlägereien und Schießereien eskalieren.

Im Auto denke ich darüber nach, wo die »rote Linie« liegt, die uns dazu zwingen würde, aus der Kriegszone evakuiert zu werden. 885 humanitäre Helferinnen und Helfer sind bis Anfang 2025 in Gaza ums Leben gekommen – davon waren nur sieben keine Palästinenserinnen oder Palästinenser.[3] Das ist kein Zufall. Als internationale Helferin genieße ich mehr Schutz und habe ein Ticket nach draußen, das die lokale Belegschaft nicht hat. Sie müssen bleiben, egal was passiert. Es fühlt sich an, als ob wir nicht denselben Wert als Menschen hätten.

---

3 Bis zur Drucklegung dieses Buchs sind es bereits mehr als 1400 humanitäre Helferinnen und Helfer.

Wie fast jeden Nachmittag gehe ich nach oben ins Büro, um eine zusätzliche Arbeitsschicht einzulegen. Zu den Aufgaben heute gehören das Ausfüllen von Fehlzeitenformularen und die Planung des nächsten Tages. Es ist immer noch unerträglich heiß, und ich habe Mühe, mich zu konzentrieren. Stattdessen entscheide ich mich, einen kleinen Spaziergang vor den Mauern des Hauses zu machen, um mich abzulenken. Außerdem fällt mir ein, dass wir keine Wassermelonen mehr haben, und eine kühle Melone wäre jetzt genau das Richtige. Ich suche nach einem der Wachmänner, der mich begleiten kann.

Die Wachleute und Fahrer halten sich hinter dem »Poolbereich« auf. Dort haben sie Stühle und einen Tisch aufgestellt. Manchmal grillen oder kochen sie zusammen. Sie vertreiben sich die Zeit damit, sich gegenseitig die Haare zu schneiden, zu beten und Geschichten auszutauschen. Ihre Hauptaufgabe ist es sicherzustellen, dass niemand das Gelände betritt.

Für die Menschen, die alles verloren haben, ist das Innere unserer Mauern wie eine Schatzkammer. Wir haben Laptops, Telefone, Seife, Shampoo, Essen und Kleidung. Eine weitere Aufgabe der Wachleute ist es, uns bei kurzen Besorgungen zu begleiten. Keiner von uns aus dem internationalen Team darf allein irgendwohin gehen. Heute Abend meldet sich Abdel freiwillig für diese Aufgabe.

Während wir die Straße entlangschlendern, um eine Wassermelone zu finden, erzählt Abdel, dass er ursprünglich aus Gaza-Stadt stammt und davon träumt, eines Tages dorthin zurückzukehren.

»Gibt es dort überhaupt etwas, wohin man zurückkehren kann?«, frage ich.

»Nein, alles ist zerstört. Mein Haus, das ganze Viertel, in dem wir gewohnt haben. Aber wir werden zurückkehren. Es ist unser Zuhause«, sagt er.

Wir kommen zu einem Stand mit Wassermelonen. Wir heben die riesigen grünen Früchte an und wählen die aus, die uns am besten erscheint. Während wir den kurzen Weg zurückgehen, erzählt Abdel weiter.

»Ich muss nach meinem Bruder suchen«, sagt er mit veränderter Stimme. Es tut ihm offensichtlich weh, über seinen Bruder zu sprechen, seinen besten Freund, den er vor acht Monaten verloren hat.

»Alle wurden getötet. Mein Bruder, seine Frau, die drei Kinder und meine Schwiegermutter. Aber wir haben sie nie gefunden.« Das sei das Schlimmste, sagt er. Dass er sie nicht begraben konnte. Es sei schwer zu ertragen, sich vorzustellen, dass sie, obwohl sie tot sind, immer noch unter den Trümmern eingeklemmt liegen. Es sei, als ob die Kinder weiter leiden würden, solange er sie nicht ordnungsgemäß beerdigen könne.

»Ihnen eine Grabstätte zu geben, wird das Erste sein, was ich mache, wenn ich zurückkehre. Danach werde ich das Haus wiederaufbauen.«

TAG 21

Mittwoch 28. August 2024

Der Lautsprecher ist miserabel, aber die Stimmung ist großartig.

Traditionelle palästinensische Musik erfüllt den offenen Platz vor unserem Haus, und Balousha lädt zum Tanzen ein. Während die Umstehenden im Takt klatschen, gebe ich mein Bestes, mit Baloushas routinierten Bewegungen mitzuhalten. Zwei Schritte zur Seite mit einem Fuß, dann den anderen hinter dem ersten kreuzen. Der Oberkörper ist leicht nach vorne gebeugt, und eine Schulter wird im Takt vor- und zurückgeschoben. Ich versuche, die anderen dazu zu bringen, mit auf den abgenutzten Kunstrasen zu kommen, aber ohne Erfolg. Sie jubeln und singen mit, scheinen jedoch mehr als zufrieden damit, mich zum Tanzen verführt zu haben.

Ich habe mein lokales Team zu einem Schulungstag auf der Basis eingeladen, wo das internationale Team und ich wohnen. Sie tauften den Tag sofort in einen »Selbstfürsorgetag« um. Am liebsten wollen sie den Tag nutzen, um ungestört beisammen zu sein, ohne Patientinnen und Patienten und Aufgaben. Kaffee trinken, essen und Musik hören. Sich entspannen an einem anderen Ort als in einem viel zu heißen Zelt, abgeschirmt von dem Elend jenseits der Mauern.

Ich habe gerade eine riesige Platte mit Schokolade serviert, was für stürmischen Jubel sorgt. Rawand, meine Dolmetscherin, strahlt über das ganze Gesicht.

»Du hattest Schokolade! Die ganze Zeit!«

Unzählige Male hat sie gemeckert, dass ich Schokolade hätte mitbringen sollen, als ich kam, nicht Kekse, wie ich es auch getan habe. Kekse gibt es genug, Schokolade hingegen haben sie seit elf Monaten nicht mehr gegessen. Dass ich sie erst jetzt verteile, liegt nicht daran, dass ich sie ihnen nicht vorher gegönnt hätte, sondern daran, dass die Verteilung von Mangelware oft mehr Probleme schafft als Freude. Sie erzeugt Neid bei denen, die nichts bekommen haben, und führt zu Fragen von denen, die mehr wollen. Ich habe diesen Fehler in anderen Projekten schon gemacht. »Hast du mehr?«, wurde ich gefragt. »Warum hast du nicht genug für alle mitgebracht?«, »Magst du uns nicht?«, »Warum bringen nicht alle Teamleiter Geschenke mit?«, »Kannst du mehr besorgen?«.

Es gibt keine guten Antworten auf diese Fragen, außer auf die letzte: Es ist unmöglich, mehr zu beschaffen. Die Schokolade lag also im Kühlschrank, in Erwartung des richtigen Moments, mit der Aufschrift NICHT ANRÜHREN. Und heute ist der richtige Tag. Ich habe mich so darauf gefreut, ihnen eine Freude zu machen!

Nach weniger als drei Minuten ist die ganze Schokolade weg. Einige essen sie gierig, bis nichts mehr übrig ist, andere nehmen sich ein Stück und stecken den Rest ein, um ihn mit ihren Kindern oder Ehemännern oder -frauen zu teilen. Egal wie, jede Schokoladenpraline wird geschätzt, als wäre sie ein Stück Gold.

Meinem Vorgesetzten gegenüber habe ich argumentiert, dass das Team eine fachliche Weiterbildung benötigt. Also habe ich, trotz vieler Pausen für Geselligkeit und Entspannung, einige Aufgaben vorbereitet. In kleinen Gruppen haben sich die Kolleginnen und Kollegen auf dem Boden im Schatten der Hauswand oder auf wackeligen Plastikstühlen unter dem abgenutzten Metallsonnenschirm in der Mitte des Platzes versammelt.

»Entschuldigt, Leute«, sage ich und klatsche in die Hände, um die Musik und das Geplauder zu übertönen.

»Ich dachte, ihr könntet eine Übung machen, die gut für die Selbstfürsorge ist und die ihr auch bei unseren Patienten anwenden könnt. Sie heißt ›Der Lebensbaum‹. Die Idee ist, dass der Baum unser Leben symbolisiert. Die Wurzeln sind die Erinnerungen an unsere Herkunft. Der Stamm steht für das jetzige Leben und den Alltag, und schließlich erstreckt sich die Baumkrone in die Zukunft mit Hoffnungen und Träumen, wie das Leben sein könnte.«

Sabah, die Psychologin, kennt die Übung und hilft mir zu erklären, wenn jemand nicht ganz versteht, wie es geht.

Gestern Abend habe ich eine Menge A4-Blätter zusammengeklebt, damit genügend Platz für einen großen Baum mit Wurzeln, Stamm und einer kräftigen Baumkrone ist. Ich halte eines der Blätter hoch, während ich erkläre. Die anderen beiden habe ich auf jeweils einen Tisch gelegt, zusammen mit Buntstiften, bereit für die Arbeit in drei kleinen Gruppen.

»Wenn ihr den Baum gezeichnet habt, schreibt bei den Wurzeln auf, welche Werte, Stärken und Widerstandsfähigkeiten ihr aus eurem Zuhause mitgebracht habt. Dinge, die den Baum standhaft machen. Es können Geschichten aus der Familie sein, wie ihr schwere Zeiten überstanden habt. Worte, die ein Vater zur Ermutigung oder zum Trost gesagt hat. Ein Lied, ein Ort, der Ruhe gibt, oder eine Erinnerung an etwas, das gelungen ist. Nehmt mit, was euch wichtig ist. Es gibt kein Richtig oder Falsch. Klingt das okay?«

»Ja, das klingt gut«, antworten mehrere, also fahre ich fort.

»Der Stamm ist die Gegenwart. Er ist voller Wunden und Narben und vielleicht sogar ziemlich verdreht unter den heutigen Bedingungen. Darüber zu sprechen, ist wichtig, aber heute konzentrieren wir uns auf Stärke und Hoffnung, also müsst ihr dem Stamm gerade jetzt keine große Bedeutung beimessen«, erkläre ich.

»Dafür sollt ihr euch Zeit für die Baumkrone nehmen. Schreibt auf, was ihr euch wünscht, wovon ihr träumt. Es können kleine Dinge sein, wie so viel Schokolade essen zu können, wie man möchte«, sage ich und zwinkere Rawand zu.

»Oder große Dinge, wie eure Berufswünsche, wo ihr leben möchtet, was ihr euch für eure Kinder wünscht. Tamam?« Das ist eines der wenigen arabischen Wörter, die ich gelernt habe, und es bedeutet »okay«.

Ich erhalte ein einstimmiges Tamam zurück. Diejenigen, die auf dem Boden sitzen, stehen auf und nehmen sich einen Stuhl, um sich an einem der drei vorbereiteten Tische niederzulassen. Die Gruppen kommen schnell in Gang. Jeder hat einen Buntstift in der Hand, aber einige gehen entschlossener vor und beginnen sofort mit dem Zeichnen. In einer Gruppe wird der Baum sorgfältig mit vielen Details gezeichnet, während die Teilnehmenden einer anderen Gruppe einen einfachen Umriss zeichnen und schnell darüber sprechen, was sie bei den Wurzeln und der Baumkrone aufschreiben wollen.

Ich bewege mich von Gruppe zu Gruppe, um zu sehen, wie es läuft, und um bei Fragen zu helfen. Aber ich bin völlig überflüssig. Die Gespräche laufen von selbst, und es ist schön, das Team auf eine neue Art zu erleben. Hier rennen sie nicht durch die belebten Krankenhausflure oder kümmern sich um Patientinnen und Patienten. Ich ertappe mich dabei zu hoffen, dass diese Übung nicht nur nützlich ist, um sie in die therapeutische Werkzeugkiste aufzunehmen, sondern dass sie ihnen auch ein wenig von dem Aufschwung verleiht, den sie sich wünschen.

Während sie an den Wurzeln arbeiten, erwähnen einige ihre Großmütter, andere sprechen von guten Erinnerungen an den Zusammenhalt im Freundeskreis. Stichpunkte über den Geruch von gutem Essen aus der Küche der Mutter und das Gefühl von Zugehörigkeit in der Großfamilie werden aufgeschrieben.

Träume von Häusern und Autos, Urlaubsreisen und Pilgerfahrten nach Mekka, innerer Ruhe, Ausgeglichenheit und mehr Bildung werden in den grünen Baumkronen vermerkt.

Es ist schwer, nicht über das zu sprechen, was der Stamm darstellt – den Alltag und wie er geworden ist. Auch über gute Erinnerungen zu sprechen, ohne dass Sehnsucht und Trauer aufkommen, ist eine Herausforderung, das habe ich in vielen Kontexten erlebt, sei es mit geflüchteten Menschen zu Hause oder in Kriegsgebieten wie jetzt. Dennoch gelingt es den Gruppen, sich an ihre Stärken zu halten und die Chancen zu erkennen, die vor ihnen liegen. Die Hoffnung besteht weiterhin, auch wenn der Alltag düster ist.

Deshalb ist es wie ein Stich ins Herz für mich, als wir uns versammeln, um zu präsentieren, worüber die Gruppen gesprochen haben. Denn ganz unten in der Baumkrone, dort, wo die Äste beginnen, hat eine Gruppe eine Bedingung aufgeschrieben, um überhaupt von einer Zukunft träumen zu können. In schwarzer Schreibschrift, unterstrichen mit zwei klaren Linien, steht:

»Falls wir noch leben.«

TAG 22

Donnerstag, 29. August 2024

»Falls wir noch leben.« Dieser Satz geht mir seit gestern ununterbrochen durch den Kopf. Es ist, als hätte ein Puzzlestück seinen Platz gefunden. Als hätte ich nun etwas verstanden, das ich schon längst hätte begreifen sollen. Das Arabische hat unzählige Dialekte, und einer der Ausdrücke, die unterschiedlich interpretiert werden, ist »inshallah«. Wörtlich bedeutet der Ausspruch »wenn Allah will«. Was damit gemeint ist, hängt oft vom Tonfall oder dem Kontext ab, in dem er verwendet wird.

In meiner Erfahrung wird der Ausdruck im Libanon meist genutzt, um zu sagen: »Ich hoffe, dass es passiert, es sei denn, etwas Ernstes kommt dazwischen.« Als ich in Ägypten arbeitete, dauerte es eine Weile, eh ich verstanden hatte, dass viele ihn dort in der Bedeutung von »Ich glaube nicht, dass ich es schaffen werde« oder als höfliche Art, »Ich habe keine Lust« zu sagen, benutzen.

Die Ernsthaftigkeit, mit der der Ausdruck hier verwendet wird, wurde mir erst gestern klar, als ich hörte, wie meine Kolleginnen und Kollegen darüber sprachen. Durch die Monate des Krieges hat »inshallah« für viele die Bedeutung angenommen »Wenn wir noch leben«.

In Gaza ist es keine Selbstverständlichkeit mehr, von einer Zukunft zu träumen. Alle haben das Leben verloren, das sie kannten. Und jeder hat jemanden verloren, den er oder sie liebte. Viele sind selbst dem Tod nur knapp entkommen. Sie wissen, dass es in erster Linie darum geht, am Leben zu bleiben.

Baloushas großer Traum ist es, nach Großbritannien zu gehen. Als Krankenpfleger hat er die Möglichkeit, überall zu arbeiten, und er hat sich England wegen der Sprache und des relativ einfachen Anerkennungsverfahrens ausgesucht. Seit Jahren, neben einem Vollzeitjob und drei Kindern, verbringt er Nachmittage und Wochenenden damit, englische Vokabeln zu pauken. Letztes Jahr war es endlich so weit, er hat die erforderlichen Sprachtests bestanden. Sein Traum wurde nicht durch den Krieg geboren; er hatte ihn schon lange vor all den Veränderungen.

Obwohl er stolz auf Palästina ist und warmherzig über die Schönheit Gazas, wie sie vor den Bomben war, spricht, will er mehr. Er möchte in einem Gesundheitssystem arbeiten, das nicht in Trümmern liegt. Er möchte seinen Kindern eine Zukunft bieten, die mehr verspricht als jahrelangen Schulmangel und ein Leben im Zelt. Er will, dass sie in einem Land aufwachsen, in dem keine Mauern sie begrenzen. Er möchte ihnen Hoffnung und Chancen geben. Und jetzt, nach Ausbruch des Krieges, will er, dass sie überleben.

Auf seinem Handy hat er den Beweis, wie nah er dran war, seinen lang gehegten Traum zu verwirklichen. Zum Glück hat er alle Dokumente fotografiert. Die Originale sind wahrscheinlich zu kleinen Papierfetzen geworden, die der Wind über die Trümmerhaufen verweht hat. Oder sie verbrannten, als Bomben das Apartment zerstörten. Er weiß es nicht. Seit dem Vorfall war er nicht mehr dort.

Balousha scrollt durch die Bilder: das Universitätszeugnis, der Lebenslauf, der seine umfangreiche fachliche Erfahrung im Bereich psychischer Gesundheit zeigt, und der Brief der britischen Behörden, in dem seine Qualifikationen als Krankenpfleger anerkannt werden. Er hatte sogar ein schriftliches Jobangebot eines Krankenhauses in Bradford, etwas nördlich von Manchester. Das Einzige, was noch fehlte, war die Ausreisegenehmigung. Die war schon vor dem Krieg schwer zu bekommen, und jetzt ist es unmöglich geworden. Balousha ist fest entschlossen, seine Familie mitzunehmen und zu gehen, sobald die Grenzen sich öffnen. Als er mir die Bilder seiner Dokumente zeigt, ist seine Stimme kräftig und stolz. Doch wenn wir darüber sprechen, dass die Grenzen geschlossen sind und sein Traum bedroht ist, senkt er den Blick und spricht leiser.

»Du bist klug und fähig. Ich bin sicher, dass du eines Tages herauskommst«, sage ich, um ihn zu trösten.

Er sieht alles andere als überzeugt aus.

»Inshallah«, antwortet er.

Einer, der Gaza nicht verlassen will, ist Tarek. Er ist einer der Patienten von Sabah, der Psychologin. Er war stark depressiv, als er ins Krankenhaus kam, dazu schwer verletzt und hatte viel verloren. Doch Sabah muss Wunder bewirkt haben, denn sie kommt nach einer Therapiesitzung mit ihm lächelnd zurück in unser kleines Gartenschuppenbüro.

»Du siehst zufrieden aus«, sage ich und klopfe leicht auf die Bank neben mir, um ihr zu signalisieren, dass sie sich setzen und erzählen kann.

»Wir hatten eine gute Sitzung«, sagt Sabah und nickt in Tareks Richtung.

Der Mann mit dem amputierten Bein ist nicht mehr stationär auf der Station, kommt aber regelmäßig zu Kontroll- und Physiotherapiesitzungen. Diese kombiniert er mit den Gesprächen mit Sabah, die anscheinend für beide bereichernd sind.

Tarek ist etwa 50 Jahre alt. Sein Oberkörper ist kräftig, und die muskulösen Arme sind unter dem T-Shirt gut zu sehen. Die Rampe zwischen der Station und dem Krankenhausgarten ist recht steil, aber er manövriert den Rollstuhl mühelos auf und ab. Sabah und Tarek sitzen oft auf einer der Bänke vor unserem Büro und reden. Wir anderen versuchen, schnell vorbeizugehen, um ihnen das Gefühl zu geben, ungestört sprechen zu können. Ein Therapieraum steht uns nicht zur Verfügung.

»Hast du das Video gesehen, wie er verletzt wurde?«, fragt Sabah, als sie mir Tareks Geschichte erzählt. »Er ist fast ein Prominenter.«

Ich habe das Video, von dem sie spricht, nicht gesehen, und ehrlich gesagt bin ich froh darüber, als ich erfahre, was passiert ist. Tarek war auf dem Weg von dem Zelt, in dem er wohnt, zum Markt, um Mehl zu kaufen, als drei Raketen im Abstand von Sekunden auf die Straße abgefeuert wurden, auf der er sich gerade befand. Ob sie ihm galten oder ob er einfach zur falschen Zeit am falschen Ort war, weiß er nicht. Eine Rakete verfehlte ihn, eine streifte seinen Bauch, und die dritte riss ihm beinahe das rechte Bein ab.

Als er begriff, was passiert war, zog er entschlossen den Gürtel aus seiner Hose und schnürte ihn um seinen Oberschenkel, um die Blutung zu stoppen. Sein Unterschenkel war praktisch umgestülpt, mit nach außen gekehrten Muskeln, Sehnen und Nerven. Nur ein wenig Haut hielt ihn noch mit dem Rest des Beines zusammen. Während Tarek das, was von seinem Unterschenkel übrig war, mit beiden Händen festhielt, rutschte er vorwärts. Das Adrenalin pumpte durch seinen Körper, sodass die Schmerzen vorerst erträglich waren. Tarek hoffte, die nächste Krankenstation zu erreichen, damit sein Unterschenkel wieder angenäht werden könnte. Doch er musste sich nicht lange selbst fortbewegen, jemand sah ihn und lief los, um einen Rollstuhl zu holen.

Ein lokaler Fotograf war in der Nähe, als Tarek in den Rollstuhl gehoben wurde, und hielt den Moment auf Video fest. Mit festem Griff um seinen rechten Unterschenkel wurde er zum nächsten Arzt gerollt. Rückblickend ist es keine große Überraschung, dass sein Unterschenkel nicht mehr zu retten war, und Tarek blieb mit nur einem Bein und außerdem einer großen Narbe am Bauch zurück.

»Jetzt ist er glücklicher als je zuvor.«

»Was?« Ich verstehe gar nichts mehr. Tarek ist ein Mann, der die Schule lediglich zwei Jahre lang besucht hatte. Sein ganzes Leben schuftete er auf Baustellen, und jetzt fehlt ihm ein Bein, er ist arbeitslos und hat keine Aussicht auf einen neuen Job.

»Er hat ein besseres Verhältnis zu seiner Familie«, erklärt Sabah auf meine Verwunderung hin. »Sie sind viel enger zusammengerückt. Er hat Unterstützung und Fürsorge von Menschen erfahren, von denen er es nicht erwartet hätte. Und er hat erkannt, dass er auch mit nur einem Bein noch viel schaffen kann.«

»Hm. Bewundernswert«, sage ich.

»Ja, mit ihm zu arbeiten, ist wirklich ein Lichtblick«, sagt Sabah zufrieden.

Als wenn alles nicht schlimm genug ist, ist eine neue Bedrohung dazugekommen. Vor ein paar Wochen wurde in einem Flüchtlingslager in Deir al-Balah nach 25 Jahren der erste Fall von Polio in Gaza entdeckt. Polio ist extrem ansteckend, und das Letzte, was die Kinder in Gaza brauchen, ist das Risiko einer Lähmung durch das Virus. Gaza hat normalerweise eine hohe Impfrate gegen Polio, aber niemand wurde gegen diese spezielle Virusvariante geimpft. Das Ziel ist daher, alle Kinder unter zehn Jahren zu impfen, da sie das größte Risiko tragen, schwer zu erkranken. Der Impfstoff ist bereits über die Grenze gekommen, aber die Impfkampagne beginnt erst in einer Woche. Die Koordination und Schulung aller Beteiligten wird eine enorme Aufgabe sein. Ärzte ohne Grenzen hat die Verantwortung übernommen, den Kindern im Umfeld von CFTA die Impfung anzubieten.

Dass die Konfliktparteien eine »humanitäre Pause« akzeptiert haben, damit die Kinder sicher zu den Gesundheitszentren gelangen können, ist ein willkommenes Durchatmen für uns alle. Die Pausen dauern jedoch nur von sechs Uhr morgens bis drei Uhr nachmittags und nur in der jeweiligen Zone, in der geimpft wird. Ganz frei atmen können wir also noch nicht.

Alle im Team unterstützen die Impfkampagne, aber einige hinterfragen die dahinterstehende Motivation. Nicht, dass sie an Verschwörungstheorien glauben würden, dass die Impfstoffe die Menschen krank machen sollen oder dass die Spritzen Chips implantieren würden, um die Menschen zu überwachen. Vielmehr fragen sie sich, was der Sinn von Impfungen ist, wenn doch weiterhin Bomben fallen und die Lebensmittel knapp sind.

»Das wird nur gemacht, um die Weltgemeinschaft zu besänftigen«, sagt einer, als wir im Gartenschuppenbüro darüber sprechen. »Bisher haben wir jedenfalls noch nie ein Zeichen wahrgenommen, dass es irgendjemanden kümmert, ob wir gesund oder am Leben sind.«

Mehrere stimmen zu. Sie sind natürlich froh über den Impfstoff. Aber ...

»Sie impfen uns zuerst, dann töten sie uns«, kommentiert ein Kollege trocken.

Ich klopfe an und öffne die Tür zu Adams Zimmer einen Spalt breit. Seine Mutter, Shaimaa, begrüßt mich mit einem Lächeln und streckt, um den Wandel zu unterstreichen, ihren Arm in Richtung ihres Sohnes aus. Adam sitzt aufrecht im Bett. Bis jetzt habe ich ihn immer nur liegen sehen, oft mit dem Gesicht von uns abgewandt. Shaimaa hat mehr Farbe in den Wangen, und in ihren Augen sehe ich ein Leuchten, das ich so bisher nicht gekannt habe.

»Was ist denn hier passiert?«, frage ich in scherzhaftem Ton.

Adam ist noch nicht bereit, sich auf den Scherz einzulassen, dreht sich leicht weg und antwortet nicht. Aber Shaimaa erzählt mir, dass er weniger Schmerzen hat, was es ihm erleichtert, sich aufzusetzen und sich ein wenig zu bewegen – auch wenn es nur im Bett ist. Sie hat eine Art Basketballkorb aus einem Stück Bandage gebastelt und ihn mit Klebeband an der Wand fixiert. Die gelben und roten Plastikbälle, die sie von Balousha bekommen hat, sind leicht genug, dass Adam sie werfen kann. Das Spiel ist eine schöne Motivation für ihn, sich aufzurichten.

Doch vielleicht am wichtigsten: Adam hat begonnen, über seinen Vater zu sprechen und darüber, dass er mit ansehen musste, wie sein Vater starb. Lange Zeit wollte er den Vater nicht erwähnt wissen und nichts essen, was dieser gern mochte. Jetzt kann er mit seiner Mutter – zwar immer noch kurz und in kleinen Schritten – über die schönen Erinnerungen an seinen Vater reden und darüber, was dieser gesagt hätte, wenn er jetzt bei ihnen wäre.

Es besteht kein Zweifel daran, dass es Adam und seiner Mutter gutgetan hat, in einen gesünderen Trauerprozess zu kommen. Sie haben noch einen langen Weg vor sich, aber in diesem Zusammenhang ist jede Veränderung positiv. In einer Trauerphase zu erstarren, führt dazu, dass Kinder aufhören, sich weiterzuentwickeln, und Erwachsene Schwierigkeiten haben, wieder festen Boden unter den Füßen zu bekommen.

Hätte ich eine Flasche Champagner, würde ich sie jetzt öffnen.

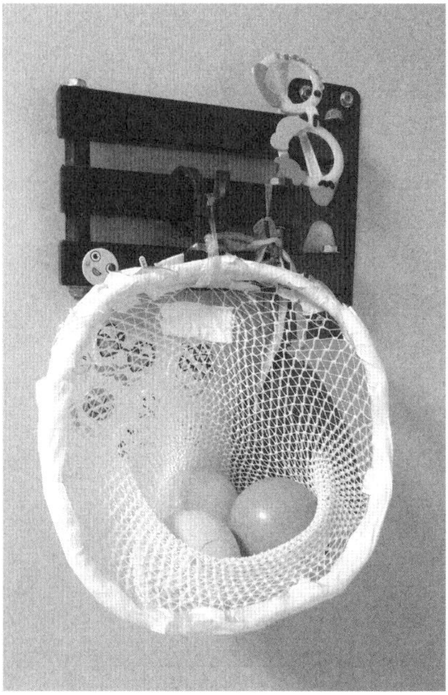

Jeder Wurf trainiert das Sich-Aufrichten.
© Glatz Brubakk

TAG 23

Freitag, 30. August 2024

Ich bin kein Fan von kalten Duschen, aber jetzt freue ich mich jeden Tag darauf, wenn ich vom Krankenhaus nach Hause komme.

Dass das Wasser ziemlich salzig ist, nehme ich in Kauf. Ich muss meine Beine kühlen, sonst werde ich noch wahnsinnig. Sie sind von der Hitze rot, geschwollen und brennen, als hätte ich Bekanntschaft mit einer Feuerqualle gemacht. Es wird nicht besser dadurch, dass ich den ganzen Tag lange Hosen tragen muss, von morgens bis abends. Einmal habe ich mich schon blamiert, als ich morgens verschlafen und unaufmerksam im Nachthemd hinausging.

Es gibt nur ein Badezimmer unten bei den Schlafsälen, das andere ist im Obergeschoss neben dem Büro. Um dorthin zu gelangen, muss man hinaus und um das Gebäude herum zur Treppe gehen. Da das Bad unten oft besetzt ist, wenn ich es endlich aus dem Bett geschafft habe, dachte ich, das im Obergeschoss wäre eine praktische Alternative. Ohne groß nachzudenken, schlenderte ich mit meinen Badsachen und der Kleidung für den Tag am leeren Pool vorbei und durch den Bereich, in dem die Wächter und Fahrer sich aufhalten. Ich grüßte sie wie gewohnt, als ich die Treppe hinaufging. Doch anstatt der üblichen freundlichen Begrüßung starrten mich fünf weit aufgerissene Augenpaare an. Es dauerte einen Moment, bis ich begriff, worauf sie reagierten: mein Nachthemd, das meine Knie und Beine sichtbar machte.

Sollte ich zurückgehen und mich umziehen? Oder lieber schnell die Treppe hoch und aus ihrem Blickfeld verschwinden?

Ich entschied mich für Letzteres. Doch als ich angezogen wieder herunterkam, wurde ich zur Seite genommen. Diese Männer haben in ihrem Leben viel durchgemacht, aber nackte Frauenbeine zu sehen? Sie standen unter Schock.

»Das ist doch eigentlich kein Problem, oder? Sie haben nur ein bisschen Haut gesehen«, dachte ich mir, sagte aber nichts. Schließlich hatte ich keine andere Wahl, als es hinzunehmen und mir für die Zukunft zu merken, mich anzuziehen, bevor ich duschen gehe.

Ich habe ein neues Wort gelernt: Zanana – Ohrwurm. Ursprünglich wird es für Kinder benutzt, die ständig quengeln, um das zu bekommen, was sie wollen. Jetzt wird es oft auch für die Drohnen verwendet, die unaufhörlich über Zelte und Dächer kreisen. Das Geräusch nagt an uns – nicht nur, weil es sich beständig in die Ohren bohrt. Es ist auch eine stete Erinnerung an den Tod, der über uns schwebt, und daran, dass alles, was man tut, beobachtet wird. Die Drohnen haben Infrarotkameras, die uns selbst im Inneren »sehen« können – ob wir duschen, arbeiten, schlafen oder zusammensitzen. Und sollte man das einen Moment lang vergessen, wird man daran erinnert, wenn sie wieder näher kommen. Es wird behauptet, dass die Lautstärke der Drohnen reguliert werden kann. Wenn das stimmt, hat heute jemand den Lautstärkeregler kräftig nach oben gedreht.

Es ist mein freier Tag. Ursprünglich wollte ich die Zeit nutzen, um im Büro ein bisschen zu arbeiten und dann die Beine hochzulegen und ein Buch zu lesen. Aber Zanana kommt und geht heute. Manchmal ist das Brummen nur laut, manchmal nervig laut. Meistens summt es stabil im Hintergrund, dann gewöhnt man sich dran und nimmt das Geräusch nicht mehr richtig wahr. Heute kann man es nicht ignorieren. Es entfernt sich ein wenig, nur um dann wieder ganz nah zu kommen. So zwingt sich das Geräusch immer wieder ins Bewusstsein – wie eine laut brummende, nervige Mücke, die man einfach loswerden will.

Das Summen macht es unmöglich, sich zu konzentrieren. Musik auf den Ohren hilft ein wenig, aber die Frustration wächst. Können wir nicht einen Tag Ruhe bekommen? Einen Moment, um einfach durchzuatmen?

Der Krieg ist nah genug, auch ohne die Drohnen.

Gestern Abend, als die Chirurgen vom Krankenhaus zurückkamen, standen ihnen sofort Tränen in den Augen, als sie von den Neuigkeiten berichteten. Einer ihrer Medizinstudenten war getötet worden. Sie kannten ihn von zwei früheren Einsätzen hier in Gaza und beschreiben ihn als außergewöhnlich talentiert und freundlich. Selbst zwischen den Einsätzen hatten sie den Kontakt mit ihm aufrechterhalten. Seit Ausbruch des Krieges hatten sie versucht, eine Universität in Großbritannien oder Katar zu finden, die ihm und ein paar anderen Palästinenserinnen und Palästinensern erlauben würde, dort weiterzustudieren. Stattdessen wurde er einer von vielen Zivilisten, die die Todesstatistik anführen.

Ich höre wieder Einschläge, ganz in der Nähe. Ich reiße mir die Kopfhörer ab und höre mich selbst laut sprechen. »Es reicht jetzt!«, sage ich instinktiv.

Welche Familie haben sie diesmal getroffen? Welches Kind hat seine Eltern verloren? Welche Verletzungen werden wir morgen im Krankenhaus sehen? Das Leid ist kaum zu ertragen. Soweit es möglich war zu registrieren, wurden bis zu dem Zeitpunkt, wo ich dies schreibe, etwa 94 000 Menschen physisch verletzt.[4] Die psychischen Schäden hat noch niemand erfasst.

Es reicht jetzt!

---

4 Zum Zeitpunkt der Drucklegung im Sommer 2025 waren es über 138 000 Menschen.

TAG 24

Samstag, 31. August 2024

»Ich wünsche mir ein Königinnenhaus«, sagt Mona, als ich bei ihr vorbeischaue.

Die Haut in ihrem Gesicht ist immer noch leicht gerötet, und eine Hand ist bandagiert, aber die Brandwunden sind deutlich besser geworden. Das ist schön zu sehen. Aber wie so viele Kinder im Krieg oder auf der Flucht träumt sie wohl davon, wieder in einem richtigen Haus zu leben, denke ich. Ich sage etwas in der Richtung, dass ich hoffe, dass sie eines Tages eines haben wird.

»Nein, ich will es jetzt haben!«, beharrt Mona. »Für meine Puppen.«

Sie schaut mich mit weit geöffneten Augen an und hält zwei kleine, leicht verbrannte Puppen in die Luft. Die Puppen sind das Einzige, was sie aus der ausgebrannten Wohnung retten konnte. Jetzt möchte sie ihnen ein neues Zuhause geben.

Ein Puppenhaus also. Wo soll ich das herbekommen? Eine Cousine, die zu Besuch ist, hilft beim Übersetzen. Wenn ich eine Pappschachtel, eine Schere und Klebeband organisieren kann, könnten sie gemeinsam das Puppenhaus bauen, sagt sie. Pappe ist hier knapp, da alles Brennbare für selbst gebaute Lehmöfen oder kleine Feuerstellen verwendet wird, damit die Menschen kochen können. Aber im Medikamentenlager müsste doch eine Schachtel aufzutreiben sein? Ich bin mit dem Krankenpfleger, der für das Lager verantwortlich ist, gut befreundet. Das Medikamentenlager ist einer der wenigen Räume mit Klimaanlage, und wenn mir zu heiß war, hat er mich manchmal für ein paar Minuten hineingelassen, damit ich mich abkühlen konnte.

Die Stationen sind überfüllt, und es ist nicht leicht, ihn zu finden. Mit einem Hauch von schlechtem Gewissen klopfe ich ihm auf die Schulter und bitte um Entschuldigung für die Störung.

»Hast du zufällig einen leeren Karton?«, frage ich.

»Einen Karton? Das kommt darauf an, wofür du ihn brauchst«, antwortet er, während wir im Laufschritt den Gang entlanggehen.

»Für ein Puppenhaus«, antworte ich und sehe ihn bittend an.

Er lächelt breit.

»Natürlich. Ich sorge dafür, dass eine Kiste geleert wird!«

Während er das erledigt, renne ich ins Büro und hole Klebeband, eine Schere und vier Filzstifte in verschiedenen Farben.

Monas große Schwester, die auch in dem Feuer schwer verletzt worden war, liegt still in ihrem Bett. Wir wechseln nur ein paar Worte, während Mona sich mit großem Eifer auf das Projekt »Königinnenhaus« stürzt. Gemeinsam beginnen wir zu schneiden und zu kleben. Dann überlasse ich den Rest ihr und ihrer Cousine. Ich bin gespannt, was sie daraus machen werden.

Vor dem Eingang zu einer der Stationen stehen Bänke für wartende Patientinnen und Patienten, und ein Zelt dient als Raum für das Physiotherapie-Team. Hier gehen ständig Menschen ein und aus, viele von ihnen sind seit Monaten in Behandlung. Komplizierte Brüche, Amputationen und Brandwunden erfordern eine langwierige Nachsorge. Einige haben das Glück, einen der viel zu wenigen Rollstühle zu bekommen, oder sie versuchen, sich auf selbst gebauten Krücken aus Holz fortzubewegen.

Im Zelt gibt es vier Behandlungsliegen, ein Fahrrad-Ergometer und ein Gestell mit zwei parallelen Stangen, an denen das Gehen geübt werden kann. Das Physio-Team bietet Dehnübungen, Massagen zur Linderung von Phantomschmerzen und verschiedene Aktivitäten zur Rehabilitation an.

Hierher kommt auch ein Vater, der seinen dreijährigen Sohn trägt. Der Junge ist klein für sein Alter, aber ein fröhlicher Kerl. Er strahlt mich an, als ich ihm die Hand gebe und so tue, als würde ich sie nicht loslassen. Ich schüttele sie weiter, als würde ich endlos grüßen, und schließlich lacht er laut und herzlich.

Der Vater ist ernst und nachdenklich. Er ist gekommen, um zu sehen, ob wir seinem Sohn beim Laufenlernen helfen können. Der Junge ist ein Zwilling und hat aufgrund von Komplikationen bei der Geburt eine Zerebralparese, eine neurologische Störung, die die Muskelbewegung und die Koordination beeinträchtigt. Mit drei Jahren hat er noch keinen einzigen Schritt gemacht.

Die Familie ist gerade in die Gegend gezogen und sucht nun verzweifelt nach Hilfe. Als der Krieg ausbrach, arbeitete der Vater in London, um genug Geld für die medizinische Behandlung seines Sohnes zu verdienen. Doch als die Bomben fielen, fühlte er sich gezwungen, nach Gaza zurückzukehren, wo seine Frau und vier Kinder noch lebten. Statt wieder mit ihnen vereint zu sein, wurde er verhaftet und drei Monate lang in einem israelischen Gefängnis festgehalten.

Ich frage, warum er verhaftet wurde, aber er zuckt nur mit den Schultern. Und als ich nachhake, warum er freigelassen wurde, zuckt er wieder mit den Schultern.

»Keiner versteht, was sie tun«, sagt er frustriert.

Er will nicht über die Monate im Gefängnis sprechen; das Einzige, was er will, ist Hilfe für seinen Sohn. Er ist von einem Mitarbeiter zum nächsten gegangen, in der Hoffnung, eine andere Antwort als »Leider können wir Ihnen nicht helfen« zu bekommen. Jetzt fragt er mich. Aber ich muss ihm dasselbe sagen wie die anderen: Da der Junge nicht im Krankenhaus aufgenommen ist, haben wir leider keine Kapazität, ihm zu helfen. Das Team ist bereits überlastet. Mit dem kleinen Sonnenschein auf dem Arm schüttelt der Vater verzweifelt den Kopf und verlässt das Zelt.

Nicht allen helfen zu können, die es bräuchten und verdient hätten, ist mit das Schlimmste an dieser Arbeit. Meine Kolleginnen und Kollegen sind mehr als kompetent, und wir sind ein großes Team. Aber nicht groß genug, um die enormen Bedürfnisse zu decken.

Der Grund, warum ich die Physiotherapeuten besuche, ist, dass sie jetzt eine eigene Schneiderei haben. Zwei Nähmaschinen und ein Zuschneidetisch wurden ganz hinten im Zelt aufgestellt, und jetzt bekomme ich eine Führung von Abed, dem Leiter der Station. Er ist stolz wie ein Gockel, als er erzählt, dass sie es geschafft haben, elastisches Material zu beschaffen, um sogenannte Druckkleidung für die Patientinnen und Patienten herzustellen. Narben nach Verbrennungen neigen dazu, die Haut zusammenzuziehen und sie so unelastisch zu machen, dass man im schlimmsten Fall einen Arm nicht mehr ausstrecken oder den Kopf nicht mehr drehen kann. Ein solches Druckkleidungsstück für die verletzte Körperstelle kann dem vorbeugen.

»Genau dafür wurde ich ausgebildet – das Leben der Menschen zu verbessern. Es ist fantastisch, dass wir das wieder machen können. Es war so schwierig, das richtige Material zu bekommen«, sagt Abed.

Diese Kleidungsstücke können den Unterschied ausmachen, ob jemand hilflos zu Hause bleiben muss oder eine Arbeit findet und sich selbst versorgen kann. Ganz zu schweigen davon, wie viel weniger Schmerzen die Überlebenden von Verbrennungen ertragen müssen. Das weiß Abed. Nun können er und sein Team an den Patientinnen und Patienten genau Maß nehmen und sicherstellen, dass der Schneider ein Kleidungsstück herstellt, das perfekt passt. Von großen, muskulösen Männern bis hin zu kleinen, zarten Babys.

Auf dem Weg aus dem Zelt werde ich von Hasan aufgehalten, dem Arzt, der sich so sehr um die psychische Gesundheit seines Bruders sorgt. Endlich hat er ihn besucht. Die kurze Pause in den Kämpfen im Zusammenhang mit der Polio-Impfkampagne war eine gute Gelegenheit für den lang ersehnten Besuch. Es tat gut, den Bruder zu umarmen und richtig mit ihm zu sprechen. Am wichtigsten war, dass er ihn überzeugen konnte, sich psychologische Hilfe zu holen. Unsere Kollegin im zuständigen Gesundheitszentrum hatte uns zugesichert, dass der Bruder Hilfe bekäme, wenn er es schafft, dorthin zu kommen. Der Bruder versprach, es zu versuchen, aber Hasan ist immer noch besorgt. »Das ist mein einziger Bruder«, wiederholt er, »ich werde alles tun, um ihn zu retten.«

»Sag Bescheid, wenn ich noch irgendwie helfen kann«, sage ich. In dem Wissen, dass es – es ist zum Verzweifeln – wahrscheinlich nichts gibt, das ich machen kann. Hasan bedankt sich und verspricht, mich auf dem Laufenden zu halten.

Auf der orthopädischen Station herrscht mehr Unruhe als gewöhnlich, denn die Wachleute haben eine Suchaktion gestartet. Beim Morgenmeeting berichtete die Stationspflegekraft, dass ein Rollstuhl, der dem Krankenhaus gehört, verschwunden ist. Sie vermutet, dass einer der Patienten, der gestern entlassen wurde, ihn mitgenommen hat. Zwar hat der Mann einen Beinbruch, der noch nicht vollständig verheilt ist, aber er könnte sich mit Krücken fortbewegen.

Rollstühle sind Mangelware, daher ist es wichtig, ihn zurückzubekommen. Durch Nachfragen bei den Patienten, die sich das Zimmer mit ihm geteilt haben, finden die Wachleute heraus, wo sich der Verdächtige aufhält, und besuchen ihn in seinem Zelt. Und da steht er, der Rollstuhl. Es stellt sich heraus, dass er ihn mitgenommen hat, um damit Wasserbehälter zu transportieren. Die meisten Wasserleitungen sind zerstört oder abgerissen, aber alle benötigen Trinkwasser. Es muss bei den lokalen Wasserwerken abgeholt werden, die das Meerwasser entsalzen. Nur wenige davon können ihre Aufgaben noch erfüllen, daher liegen sie oft weit entfernt. Um den langen Weg zum Wasserwerk nicht mehrmals auf sich nehmen zu müssen, versuchen die meisten, so viele oder große Kanister mit Wasser wie möglich auf einmal mitzunehmen. Das ist schwer und mühsam. Auf dem Weg zur Arbeit fahren wir jeden Morgen und jeden Nachmittag an einer solchen Wasserentsalzunganlage vorbei. Hunderte von Menschen sammeln sich dort rund um die Wasserhähne. Die glücklichsten haben große, schwarze Wassertanks und einen Esel, um die lebenswichtigen

Tropfen zu transportieren. Sie können damit etwas Geld verdienen, indem sie wie eine Art »Eiswagen« die neuen Zeltlager abfahren. Für alle anderen ist harte Arbeit oder Kreativität gefragt.

Eine Lösung ist, große Wasserbehälter in den Rollstuhl der Großmutter oder eines verletzten Geschwisterkinds zu stellen. Ich habe zum Beispiel einen jungen Mann gesehen, der versuchte, mit acht Zehn-Liter-Kanistern, die an seinem Fahrrad befestigt waren, zu fahren. Auf sandigem Boden ist das nicht leicht. Ein anderer hatte ein Seil zwischen zehn 1,5-Liter-Flaschen gespannt und daraus einen Gürtel gemacht, den er um die Hüfte schnallen konnte. So hatte er die Hände frei, um zusätzlich zwei Zehn-Liter-Kanister zu tragen.

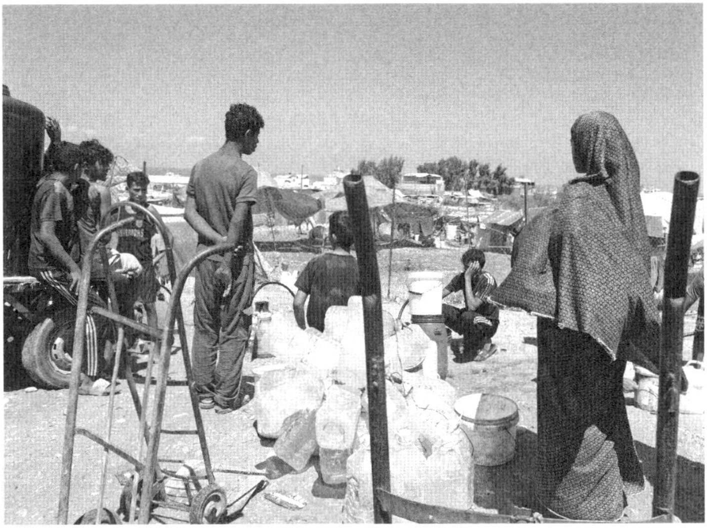

Beim Wasserholen. © Glatz Brubakk

Einmal stand ein vier- bis fünfjähriger Junge weinend am Zapfpunkt. Es sah aus, als hätte er die Verantwortung dafür bekommen, Wasser in einem Kanister zu holen, der viel zu schwer für ihn war. Immer wieder griff er nach dem Henkel, doch dieser rutschte ihm aus den nassen Händen. Ich wünschte so sehr, wir hätten anhalten und den Jungen und seinen Kanister nach Hause zu seinem Zelt fahren können.

Auf der Heimfahrt sitze ich wie so oft in Gedanken versunken da, erschöpft von der Hitze, während die Landschaft an mir vorbeizieht. Ich kenne die Route zum und vom Krankenhaus mittlerweile fast auswendig und glaube zu wissen, was ich sehen werde. Doch dann entdecke ich die Blumentöpfe, die jemand ins Fenster von einem der Häuser gestellt hat. Die hatte ich vorher nicht bemerkt. Dass die halbe Wand des Hauses weggesprengt ist, scheint den Wunsch, es sich schön zu machen, nicht zu dämpfen. Oder vielleicht ist es gerade wegen der Zerstörung umso wichtiger?

Die Blumen verändern meinen Blick. Wir fahren an drei jungen Mädchen vorbei, die mit Schulranzen auf dem Rücken und weißen Hemdkragen, die aus dem Pullover schauen, am Straßenrand entlanggehen. Vielleicht kommen sie von einem der Schulprojekte, die von freiwilligen Lehrkräften organisiert werden? Eine unserer Patientinnen hat dabei mitgeholfen. Wir fahren vorbei an einer älteren Frau an einem auffälligen Stand: Die Dosen mit Lebensmitteln und die Saftflaschen sind sorgfältig in einem schönen Muster aufgestellt. Sie selbst wischt mit einem Lappen in der Hand den Staub weg, der sonst überall liegt. Ein etwa achtjähriger Junge tröstet seinen kleinen Bruder und trägt ihn fürsorglich weiter. Den Höhepunkt meiner Entdeckungen bildet aber ein junger Mann, der einen Eselkarren lenkt. An sich nichts Ungewöhnliches. Was mich zum Lächeln bringt, ist, dass er auf einem großen, roten samtbezogenen Sofa thront.

TAG 25

Sonntag 1.September 2024

Rania tauchte aus dem Nichts auf. Eines Tages war sie einfach da, und seitdem kommt sie jeden Morgen ins Krankenhaus. Sie bleibt den ganzen Tag, meistens auf einer der Bänke direkt vor unserem Gartenschuppenbüro sitzend. Sie war stationär aufgenommen worden und benötigt noch immer Nachsorge, aber ich glaube, dass sie vor allem kommt, weil sie sich hier sicher fühlt.

Rania ist erst 17 Jahre alt. Ein Drittel ihres Mundes und viele ihrer Zähne wurden weggesprengt. Auch ihre rechte Wange fehlt. Die Explosion verschonte knapp ihr Auge, sodass sie glücklicherweise noch sehen kann. Ihren rechten Arm hat sie nicht mehr, und der zu lange Ärmel ihrer hellgrünen Bluse ist zu einem Knoten gebunden. Da sie genau dort sitzt, wo ich auf dem Weg in und aus unserem Gartenschuppenbüro vorbeikomme, sehe ich sie mehrmals täglich. Ich versuche, jedes Mal zu grüßen. Dann lächle ich, lege meine Hand aufs Herz und nicke ihr zu, so wie ich es bei allen tue, mit denen ich keine gemeinsame Sprache habe.

An diesem Morgen lächeln wir uns wieder an. Normalerweise nickt sie und lächelt, so gut sie kann. Aber diesmal steht sie auf und reicht mir einen Teller mit liebevoll angerichteten Keksen. Ich bin etwas verwundert und versuche zu zeigen, dass ich nicht ganz verstehe. Mahmoud, einer unserer Sozialarbeiter, kommt dazu und versucht, mir zu helfen. Auch er kann nur wenige englische Wörter, aber er schafft es zu vermitteln, dass die Kekse ein Geschenk für mich sind.

Ich verstehe immer noch nicht. Noch ein Kollege kommt hinzu und übersetzt Ranias Worte, dass das Geschenk ein Dankeschön dafür ist, dass es ihr besser geht. Ich versuche zu sagen, dass das sicher nicht mein Verdienst ist, aber sie besteht darauf, sich zu bedanken – dafür, dass ich sie anlächele und sie mit Würde behandle.

Was für ein wunderschöner Anfang des Tages! Noch schöner ist, dass ich das Gebäck mit meinem Team teilen kann. Oft bringen sie etwas für mich mit, wenn sie schnell Frühstück oder Mittagessen holen. Daher ist es schön, auch einmal etwas zurückgeben zu können.

Wir gönnen uns einen ruhigen Start in den Tag, während der Keksteller herumgereicht wird. Einige erzählen, wie gern sie früher gekocht haben und wie sehr sie es vermissen, sich einmal richtig satt zu essen.

»Schaut, wie viel dünner ich geworden bin«, sagt einer der Männer, steht auf und zieht seinen Pullover hoch.

»Ich habe den Gürtel schon um vier Löcher enger geschnallt. Wenn ich noch dünner werde, muss ich neue Löcher hinzufügen.«

Rawand lacht. Sie sieht das Problem nicht. »Der Krieg hat doch sein Gutes«, sagt sie scherzhaft und streicht sich über den Bauch. Wir Frauen im Team lächeln und nicken zustimmend.

Dem Waisenkind auf der orthopädischen Station geht es nicht gut. In den letzten Tagen war Rami wütend und hat alle um sich herum abgewiesen. Wenn jemand versucht hat, mit ihm zu sprechen, hat er sich abgewandt. Er hat kaum gegessen und auf keinen Fall mit dem Jungen im Nachbarbett, der ebenfalls einen Ex-Fix am Bein hat, Brettspiele spielen wollen.

Noch immer hat ihm niemand gesagt, dass seine Eltern bei der Explosion, bei der er verletzt wurde, ums Leben gekommen waren. Wir haben Angst, dass er deshalb das Vertrauen in uns Erwachsene verliert. Denn innerlich weiß er, was passiert ist, aber wenn niemand darüber spricht oder es bestätigt, wem kann er dann noch vertrauen? Sabah und ich befürchten, dass er sich immer weiter zurückzieht und ganz allein mit seinen trübsinnigen

Gedanken bleibt. Aber sein Onkel ist weiterhin überzeugt, dass es besser ist, ihm nicht die Wahrheit zu sagen.

Da die Kämpfe immer wieder bis in die Nähe des Krankenhauses kommen, planen wir seit Langem Umbauten, um die Sicherheit zu erhöhen. In der letzten Nacht haben israelische Streitkräfte in einem Tunnel unter Rafah sechs von den 250 Geiseln, die bei dem grausamen Angriff der Hamas am 7. Oktober gefangen genommen worden waren, ermordet aufgefunden. Ich denke an die sechs Familien, die nun ihre schlimmsten Befürchtungen bestätigt bekommen haben und um ihre Angehörigen trauern. Die Entdeckung könnte jedoch die Gefahr für uns erhöhen. Gerüchten zufolge werden die Kämpfe intensiver, um die vielleicht noch lebenden Geiseln zu befreien.

Die medizinische Teamleitung und die Sicherheitsverantwortlichen haben deshalb die Bauarbeiten beschleunigt. Geplant ist, einige Wände im Schutzraum zu verstärken. Außerdem wird geprüft, ob ein zusätzlicher Notausgang auf der Rückseite des Gebäudes eingerichtet werden kann, falls wir sehr schnell evakuiert werden müssen. Gleichzeitig üben wir die Evakuierung, damit jeder weiß, was zu tun ist, wenn die Krise eintritt. Wir hoffen wie immer, dass all diese Vorsichtsmaßnahmen unnötig sind, aber die zunehmend unruhige Lage in der letzten Zeit lässt uns keine andere Wahl.

Da ist es angenehmer, Zeugin des Flirts zu sein, der in den Fluren des Krankenhauses stattfindet. Zwei Pflegefachkräfte haben offensichtlich ein Auge aufeinander geworfen. Ich verstehe zwar nicht, was sie sagen, aber ihre Körpersprache lässt keine Zweifel offen. Er steht ein wenig näher bei ihr als bei den anderen, sie kichert verlegen und wirft ihm lange Blicke zu. Es ist amüsant zu beobachten, wie die beiden darauf achten, das Wachzimmer zu betreten, wenn der andere dort ist, oder wie sie »zufällig« gleichzeitig bei einem Patienten erscheinen. Selbst der Krieg kann die Liebe nicht ersticken.

Als ich Mona am Vormittag in ihrem Zimmer besuche, schläft sie noch. Neben ihr im Bett steht jedoch ein wunderschönes Puppenhaus aus Pappe. Sie und ihre Cousine haben es an einem Nachmittag hervorgezaubert. Der alte Karton wurde in ein zweistöckiges Haus mit Küche, Stühlen und zwei Betten für die beiden kleinen Puppen verwandelt. Und auf dem Dach steht in großen Buchstaben in Rot und Schwarz: *Sweet Home*.

Später am Tag ist Mona voller Eifer. Stolz zeigt sie mir ihr Haus. Sie deutet auf alle Teile, dreht das Haus hin und her, damit ich es von allen Seiten betrachten kann. Es ist wirklich kunstvoll gestaltet. Die beiden Puppen schlafen in getrennten Betten, und Mona sagt, dass die eine Puppe sie selbst darstellt und die andere ihre Schwester Aida, die auf der Intensivstation liegt.

Erst jetzt erfahre ich die Geschichte, wie die insgesamt drei Schwestern hierher zu uns kamen. Die Familie war mehrmals geflohen und hatte monatelang in Zelten gelebt. Dann verlagerten sich die Kämpfe weiter. Sie dachten, das alte Viertel sei sicher, und außerdem war ihr Haus eines der wenigen, das nicht so stark beschädigt war. Mit Platten und Stoff konnten sie einige Löcher schließen und wieder dort wohnen. Die achtköpfige Familie – die Eltern mit sechs Kindern – war erschöpft von ihrem

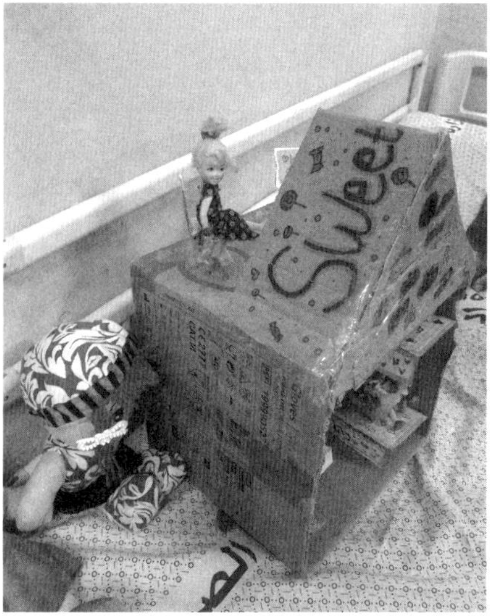

Das Puppenhaus steht auch für das Zuhause, das Mona sich für ihre Familie wünscht. © Glatz Brubakk

unsteten Leben. Sie wagten es wieder zurückzuziehen. Und es fühlte sich sicherer an, solide Wände um sich zu haben.

An dem Tag, an dem die Bombe einschlug, plante Monas älteste Schwester die Feier ihres 16. Geburtstags, der vier Tage später stattfinden sollte. Per Handy sprach sie mit einer Freundin darüber, wie sie die Wände streichen wollte, um die Risse durch die Bombenangriffe zu verdecken. Mona verbrachte ihre Tage oft damit, mit Puppen zu spielen, zusammen mit ihrer ein Jahr älteren Schwester Aida, der mittleren des Dreiergespanns. Genau das taten die beiden auch, als die Bombe einschlug. Drei Tage nach ihrer Rückkehr in die Wohnung, ohne jegliche Vorwarnung, traf die Bombe mitten ins Wohnzimmer. Die Brüder, 17 und 18 Jahre alt, waren auf der Stelle tot. Gleichzeitig explodierte der Gastank, und alles Brennbare ging lichterloh in Flammen auf – Möbel, Vorhänge, Bücher. Und die drei Mädchen. Die letzte Schwester war glücklicherweise nicht zu Hause.

Wie durch ein Wunder blieb ihr Vater unverletzt. Er handelte schnell und zog die lebenden Fackeln aus der Wohnung. Seine Arme wurden schwer verbrannt, aber er rettete zumindest das Leben der Kinder. Am schlimmsten traf es die mittlere Schwester, Aida, die viel von der heißen Luft eingeatmet hatte und schwere Schäden an der Luftröhre erlitt. Ein fallender Betonklotz zerschmetterte das Bein der Mutter, während die älteste Schwester mit einer leichten Verbrennung an einer Hand davonkam.

»Jetzt wohnen wir bei einem Onkel. Es ist eng, aber das ist nicht wichtig. Wir waren sechs Geschwister, jetzt sind wir vier. Wir beten, dass wir nicht zu dritt werden«, sagt Monas ältere Schwester, denn Aida schwebt noch in Lebensgefahr.

Mona hat es auf ihre kindliche Weise ähnlich ausgedrückt, indem sie das Haus für Aida gebaut hat. Dort sollen sie eines Tages wieder zusammen spielen.

TAG 26

Montag, 2. September 2024

Ich stoße einen kleinen Aufschrei aus und springe von der Bank im Gartenschuppenbüro auf. Sie ist nass! Balousha war vor mir da und grinst. Er war aufmerksam genug, das Rinnsal, das vom Dach auf die Bänke tropft, zu vermeiden. Ich hingegen war in Gedanken versunken und habe nun eine klatschnasse Rückseite. Rawand kommt direkt hinter mir herein.

»Willkommen im Winter«, sagt sie neckisch.

Ich stutze über den Kommentar, denn von Winter kann bei über 30 Grad Lufttemperatur keine Rede sein. Außerdem ist der Regen auffallend lokal – bisher nur in unserem Büro. Winter in Gaza bedeutet Regen, wird mir erklärt. In diesem Sinne ist der »Winter« bereits im Gartenschuppen angekommen. Die großen Plakate mit dem Lebensbaum, die unser Team bei der Fortbildung gestaltet hatte und die die tristen Wände dekorierten, sind völlig durchnässt. Wir müssen sie zuerst retten. Die Bänke tragen wir hinaus in den Garten, wo es sonnig und trocken ist. Der »Jahreszeitenwechsel« entpuppt sich als Leck in einer Wasserleitung im Dach.

Das Leck löst eine Diskussion darüber aus, dass der echte Winter bald bevorsteht. Üblicherweise beginnt es in Gaza Mitte Oktober zu regnen, also dauert es nur noch einen Monat bis dahin. Ich denke an all die Hütten, an denen wir täglich vorbeifahren. Sie bestehen meist aus Teppichen, alten Bettlaken und Stoffbahnen. Diese bieten Sichtschutz und eine Illusion von Privatsphäre, können aber den Regen nicht fernhalten. Selbst diejenigen, die das Glück haben, Planen zu besitzen, werden Schwierigkeiten haben, das Zelt über den Winter trocken zu halten. Viele der Planen sind löchrig und ausgefranst, gezeichnet von fast einem Jahr Wind und Wetter. Ohne deutlich mehr Hilfslieferungen, so die Berechnungen der UN, wird es zweieinhalb Jahre dauern, bis die Menschen in Gaza Zelte haben, die den Winter überstehen.

»Im Januar wird es hier richtig kalt. Ich fürchte, einige werden erfrieren«, sagt Balousha.

»Für jemanden aus Norwegen – was bedeutet ›kalt‹?«, frage ich.

»Nun ja, so zehn bis zwölf Grad. Aber selbst in den Häusern ist es kalt«, antwortet er. Und nasse Teppiche wärmen bekanntlich schlecht.

Die Schreie. Die intensiven Angstschreie von Kindern in totaler Panik dringen durch meine innere Schutzmauer. Normalerweise gelingt es mir, mich auf das einzelne Kind und auf Lichtblicke zu konzentrieren, aber jetzt zwingt die Intensität der Schreie mich dazu, das Ausmaß des Leids wahrzunehmen, dessen Zeugin ich bin.

Durch diese Schreie wird alles andere nebensächlich. Ich mache mich auf die Suche nach dem Kind, das dringend Hilfe braucht. Diesmal ist es ein Zwölfjähriger. Er soll sediert werden, damit die Brandwunden an seinen Beinen und seinem Bauch versorgt werden können. Als ich das Zimmer betrete, steht der Vater in einer Ecke, während eine Pflegefachfrau schwitzend versucht, die Hand des Jungen festzuhalten, um eine Kanüle zu legen. Wie so oft scheint meine Kollegin völlig immun gegen die intensiven Schreie. Vielleicht, weil sie sie so oft hört? Oder weil sie sie ausblenden muss, um zu funktionieren?

Ich bitte sie, eine Pause einzulegen, und fordere den Vater auf, näher zu kommen und die Hand seines Sohnes zu halten. Der Junge schreit immer noch, und ich wiederhole immer wieder, dass wir nicht weitermachen werden, bevor er bereit ist. Ich versuche, ihm so ein Gefühl von Kontrolle zu geben. Wir atmen zusammen, bis die Schreie in Schluchzen übergehen und schließlich verstummen.

»Wissen Sie«, sagt der Vater, »wir beide sind die einzigen Überlebenden unserer gesamten Großfamilie. Er ist seitdem so.«

Ich wende mich an die Pflegefachfrau. Mit mehr Nachdruck, als ich es beabsichtigt habe, sage ich, dass dieser Junge nie ohne seinen Vater in den Operationssaal gebracht werden darf. Es ist eine Anweisung, die ich streng genommen nicht geben darf, aber der Gedanke, dass dieses Kind noch mehr Angst durchstehen muss, ist unerträglich. Es scheint, als würde die sie verstehen. Mit der Hand seines Sohnes in seiner eigenen begleitet der Vater den Jungen, als der schließlich in seinem Bett zur Wundversorgung geschoben wird. Ich selbst gehe auf die Toilette. Es ist der einzige Ort, an dem ich in Ruhe weinen kann.

Nach einer Weile habe ich mich genug gesammelt, um wieder auf die Station zu gehen. Ich schäme mich nicht, dass mich die Situation berührt, denke aber, dass meine Kolleginnen und Kollegen schon genug mit ihren eigenen Sorgen zu kämpfen haben, ohne auch noch mich trösten zu müssen. Wenn sie mich weinen sehen, habe ich es schon oft erlebt, dass sie sich Sorgen machen, ich könne zusammenbrechen. Aber das passiert nicht. Ich glaube, ich kann das Leid ertragen, gerade weil ich weine.

Im Flur treffe ich Erica. Wie erwartet hat sie eine Lösung für das Problem mit dem fehlenden Stoff für Kittel und Hauben im OP gefunden. Ich folge ihr zu ihrem Schreibtisch, wo sie stolz den Stoff hochhält und einige Prototypen der OP-Materialien zeigt, die der Schneider angefertigt hat.

»Wir haben Duschvorhänge verwendet. Der Schneider ist wirklich talentiert«, stellt Erica fest.

Flexibilität und Kreativität sind vielleicht die wichtigsten Eigenschaften, die man braucht, um in Kontexten wie diesem zu arbeiten. Wir müssen Lösungen finden, wo es praktisch keine gibt, akzeptieren, dass vieles nicht so wird wie zu Hause, und damit leben, dass wir nicht alles reparieren oder machen können. Aber irgendetwas können wir immer tun.

Ermutigt durch Ericas Fähigkeiten und Einfallsreichtum schlendere ich in Gedanken vertieft den Gang hinunter. Ich erschrecke, als ich hinter mir ein fröhliches »Whoops-a-daisy« höre, auf Deutsch wäre es etwa »Hopsala«. Da steht meine kleine Patientenfreundin Massa, strahlend. Sie ist zum Verbandswechsel ihrer Brandwunden wieder ins Krankenhaus gekommen und ist ein ganz anderes Mädchen als beim letzten Mal. Jetzt lächelt sie und streckt die Arme aus, um zu zeigen, dass ich sie hochheben soll. Sie ist für ihre acht Jahre recht groß, aber leicht. Wir machen Grimassen, und ihr Lachen hallt durch den Flur, als ich so tue, als würde ich sie fallen lassen und wir beide »Whoops-a-daisy« rufen. Eigentlich ist das ein Spiel für kleinere Kinder, aber das stört Massa nicht. Wir genießen das Zusammensein. Ihr schöner, langer Zopf tanzt auf ihrem Rücken, und sie zeigt ihr schiefes, breites Lächeln voller Stolz.

Mama Islam sitzt im Wartebereich, und auch sie sieht erleichtert aus – froh, dass es ihrer Tochter besser geht. Massa und ich drehen uns noch ein paar Mal lachend im Kreis, bevor ich leider zu einem anderen Termin eilen muss. Wir einigen uns darauf, uns, bevor sie wieder nach Hause gehen, noch einmal zu sehen – sie müssen ohnehin noch ein wenig warten, bevor ihr Verbandswechsel beginnt.

Und dann sind sie wieder da, die herzzerreißenden Schreie. Ich spähe hinter einen der Vorhänge und entdecke erstaunt, dass die Angstschreie von Massa kommen. Die Brandwunden an ihrem Bein sind entblößt, und wer sie sieht, versteht sofort, dass sie Schmerzen hat. Dennoch scheint die Intensität ihrer Schreie nicht ganz zu den Verletzungen zu passen. Die Wunden sind immer noch offen, sehen aber deutlich besser aus als zuvor. Schweißperlen bilden sich auf ihrer Stirn, ihre Augen sind weit aufgerissen, und sie wechselt zwischen lautem Schreien und Wimmern.

»Das ist Angst«, sagt die Mutter, und ich stimme der Diagnose zu.

Es ist schwer, wirklich zu ihr durchzudringen. Als der Krankenpfleger sich ihrem Bein nähert, um die Creme gegen Infektionen aufzutragen, schreit sie erneut auf. Massa zieht ihr Bein weg, lange bevor er es berühren kann. Ihr Körper ist wie eine gespannte Stahlfeder, und sie verfolgt jede Bewegung der Hände des Pflegers, um einen Fluchtweg aus Situation zu finden, die sie derart in Panik versetzt.

Ein traumatisiertes Kind ist von Natur aus in chronischer Anspannung. Die Angst, etwas zu erleben, das an das traumatische Ereignis erinnert, reicht aus, um eine Panikattacke auszulösen. Der Körper tut alles, um das Kind zu schützen, indem er alle Alarmfunktionen aktiviert, sodass es wachsam und bereit ist zu fliehen. Die Schreie sind weder Ausdruck von Hysterie noch sind sie kontrollierbar. Für Massa sind sie ein Zeichen dafür, dass sie glaubt, in Gefahr zu sein. Für sie ist der Zugang zu Gefühlen wie Begeisterung und Freude nur möglich, wenn sie sich relativ sicher fühlt.

Wir helfen ihr zu atmen und geben ihr jeweils eine Hand, die sie so fest drücken kann, wie sie will. Irgendwie schaffen wir es schließlich, die Creme aufzutragen und den Verband anzubringen. Sobald das letzte Pflaster befestigt ist und Massa versteht, dass alles vorbei ist, scheint ein Schalter umgelegt zu sein. Das freundliche Gesicht mit dem schiefen Lächeln ist wieder da.

Als ich zurück zum Gartenschuppenbüro komme, fällt mir auf, dass Sabah ungewöhnlich still ist. Sie sitzt da und schreibt eine Notiz, aber es dauert nicht lange, bis sie aufsteht und fragt, ob sie heute etwas früher nach Hause gehen kann. Natürlich darf sie das, aber was ist passiert? Sie setzt sich wieder auf die Bank.

»Meine Nichte wurde letzte Nacht getötet. Und ihre beiden Kinder sind schwer verletzt«, sagt sie.

Ich kann nicht fassen, dass sie überhaupt bei der Arbeit ist, aber sie sagt, dass es ihr nicht besser geht, wenn sie zu Hause sitzt und grübelt. Sie ist nur sehr müde, denn sie hat die halbe Nacht mit ihrer Schwester telefoniert.

»Ich verstehe nicht, warum sie getötet wurde«, sagt Sabah und schüttelt den Kopf.

»Die Bombe traf nur sie. Ich verstehe es nicht.«

Sie legt den Kopf in ihre Hände und macht eine längere Pause. Dann richtet sie den Rücken auf und atmet tief ein, als ob sie Kraft holen müsste.

»So ist es einfach«, sagt sie. »Wir müssen uns auf das Hier und Jetzt konzentrieren. Alles andere liegt nicht in unserer Macht.«

TAG 27

Dienstag, 3. September 2024

Nur noch eine Woche, bis ich abreise. Ich will gar nicht daran denken, denn ich habe mein Team so sehr ins Herz geschlossen. Sie sind klug, warmherzig und auf ihre eigene Weise humorvoll.

»Warum bleibst du nicht länger?«, fragt Rawand, als ich sage, dass die Zeit so schnell vergangen ist. Ich bin froh, dass ich ehrlich antworten kann, dass ich wegen eines anderen Jobs nach Hause muss.

»Würdest du länger bleiben, wenn du könntest?«, hakt sie nach.

Ich hatte gehofft, dass sie diese Frage nicht stellt. Ein wenig verlegen erkläre ich, dass Einsätze in Gaza auf maximal acht Wochen begrenzt seien. Die Einschätzung sei, dass längere Aufenthalte zu belastend wären.

Rawand fixiert mich mit ihrem Blick und neigt den Kopf leicht zur Seite, als wollte sie ausdrücken, was ich denke: »Und was ist mit uns, die während des gesamten Krieges hier arbeiten?«

»Ich weiß«, sage ich nur, denn mehr kann ich nicht dazu sagen.

Aber ich verspreche zurückzukommen. Wahrscheinlich im Januar. Amina, die Sozialarbeiterin, findet das zu lange hin.

»Ich hoffe, es herrscht Frieden, wenn ich wiederkomme«, sage ich tröstend.

»Das glaube ich nicht«, erwidert Rawand bestimmt und erhält Unterstützung von einer der Pädagoginnen.

»Sagt das doch nicht«, insistiert Amina.

Aber die beiden anderen diskutieren weiter. Man sieht, wie es Amina schmerzt. Sie kauert sich zusammen und hebt schützend die Arme, als müsse sie sich gegen den Gedanken verteidigen. Rawand fühlt sich verpflichtet, ihren Standpunkt nochmals zu betonen, aber Amina ruft: »Stopp!« Sie muss daran glauben, dass das Leiden, der Schmerz und die Angst bald ein Ende haben.

Nicht zu wissen, gehört zu den Dingen, die uns Menschen am meisten belasten. Wir brauchen Gewissheit, um Kraft zu mobilisieren. Um zu wissen, wie wir diese einteilen können. Ohne Gewissheit sind der Fantasie keine Grenzen gesetzt, was noch Schlimmes kommen mag.

Rami, der elternlose Junge, hielt die Ungewissheit nicht mehr aus und nahm all seinen Mut zusammen. Er fragte seinen Onkel direkt:

»Sind meine Eltern tot?«

Der Onkel konnte schließlich ehrlich sein und antwortete, ja, sie seien bei demselben Angriff getötet worden, bei dem er verletzt worden war.

Mit der Wahrheit, mit der Gewissheit, geschah das, was Sabah und ich vorausgesehen hatten: Rami wurde ruhiger. Wenn wir ihn jetzt besuchen, erfahren wir, dass er mehr isst. Außerdem sieht er viel besser aus. Es ist, als sei eine Last von ihm genommen worden. Gleichzeitig ist nun aber ein anderes Problem akut: Der Onkel zieht uns zur Seite und fragt, wo Rami wohnen soll, wenn er aus dem Krankenhaus entlassen wird. Wir waren davon ausgegangen, dass er zusammen mit seinen vier Geschwistern bei Onkel und Tante und ihrer Familie, die sie bisher vorübergehend aufgenommen hat, leben würde.

»Das geht nicht«, sagt der Onkel. »Es ist viel zu eng, und wir sind alle am Ende unserer Kräfte. Keiner von uns kann fünf zusätzliche Kinder aufnehmen.«

Ich verstehe das Dilemma, vor dem sie stehen, dennoch ist es schwer zu ertragen, dass Rami und auch seine Geschwister von seiner eigenen Familie abgewiesen werden sollen. Der Onkel meint, der Junge werde das nicht so wahrnehmen, sondern verstehen. Aber er ist zwölf Jahre alt und hat bereits seinen Halt im Leben verloren. Soll er nun auch noch von seiner Großfamilie getrennt werden?

Wir finden diese Lösung nicht gut, aber der Onkel bleibt hart. Eine Möglichkeit wäre, SOS-Kinderdörfer zu fragen, ob sie Kapazitäten haben, fünf elternlose Kinder aufzunehmen. Schnell erfahren wir, dass dies nicht der Fall ist. Es gibt so viele Kinder, die völlig ohne Familie sind – die sogenannten WCNSF: Wounded Child, No Surviving Family. Natürlich haben diese Vorrang. Gibt es jedoch Onkel oder Tanten, sind diese verpflichtet, Verantwortung für die Kinder zu übernehmen, heißt es.

Ich frage Amina, die Sozialarbeiterin, ob sie helfen kann. Sie schafft es immer, genau das aufzutreiben, was die Familien der Patientinnen und Patienten dringend brauchen: Windeln, Zelte, Kleidung und Geld für den Transport. Es ist, als hätte sie eine geheime Schatztruhe, aus der sie alles herbeizaubert. Wenn ich sie frage, wie sie das macht, antwortet sie nur mit einem verschmitzten Lächeln. Ich habe ihr den Spitznamen »Wonder Woman« gegeben, und jetzt hoffe ich, dass sie ein Wunder in Ramis Welt bewirken kann.

Sabah wird damit beauftragt, dem Onkel die Nachricht der SOS-Kinderdörfer weiterzugeben, während Amina daran arbeitet, ein Zelt, Matratzen und andere Utensilien zu beschaffen, damit die Familie, bei der Ramis Geschwister bisher gewohnt haben, den Wohnraum erweitern und Rami ebenfalls aufnehmen kann. Auf diese Weise können wir die Familie zusammenhalten und ihnen gleichzeitig die Mittel geben, um die Aufgabe zu bewältigen.

Der neue Vorschlag wird in einem Familientreffen besprochen. Ramis Großfamilie ist dankbar für die praktische Hilfe und einigt sich darauf, dass sie gemeinsam die Verantwortung für die Geschwister übernehmen können, wenn sie sich gegenseitig unterstützen. Ich atme erleichtert auf, als die Nachricht kommt. Es ist ein gutes Gefühl zu wissen, dass wir Rami eine weitere Sorge ersparen konnten.

Später an diesem Tag, als ich im Büro im Gartenschuppen sitze und versuche, ein paar E-Mails zu beantworten, höre ich leises Weinen.

Alle anderen im Team sind draußen und sprechen mit Patientinnen und Patienten; nur Rawand macht gerade eine Pause, da ich im Moment keine Dolmetscherin brauche. Sie ist es, die weint.

Ich stehe auf und gehe zu ihr, um sie in den Arm zu nehmen. Worte sind überflüssig, denn ich merke schnell, dass es sich nicht um eine Trauer über ein konkretes Ereignis handelt. Es ist ein stilles Weinen über die großen Verluste, die grausame Realität und die ständige Angst.

»Ich kann es einfach nicht mehr zurückhalten. Es ist, als ob ein Vulkan in mir bald explodiert. Ich weiß nicht, ob ich das noch länger aushalte«, wimmert sie.

Wir sitzen eine längere Zeit zusammen. Ich denke an das, was Sabah vor ein paar Wochen gesagt hat:

»Wir haben nicht das Privileg zusammenzubrechen, wenn wir überleben wollen. Wir sind gezwungen weiterzumachen.«

Auch Murad wirkt heute nachdenklicher als sonst. Ich weiß nicht, ob es daran liegt, dass das Team momentan besonders erschöpft ist, oder ob ich es stärker wahrnehme, weil wir uns inzwischen besser kennen. Er steht am Rand der Poliklinik und blickt auf den Wartebereich.

»Woran denkst du?«, frage ich.

Er zögert kurz, bevor er antwortet.

»An alles. An die gesamte Situation. Heute Nacht war ein Dieb in der Gegend, also war ich bis ein Uhr wach, um aufzupassen. Und dann musste ich um fünf Uhr aufstehen, um den Tag vorzubereiten und Wasser für die Familie zu besorgen, bevor ich zur Arbeit gehe. Ich bin erschöpft«, sagt er leise.

Er macht eine Pause. Schaut ins Leere.

»Ich muss der Starke sein. Derjenige, der darauf achtet, dass die Kinder sicher sind. Aber ich mache mir die ganze Zeit Sorgen.

Auch als Mann habe ich Angst. wenn die Drohnen direkt über unserem Zelt kreisen.«

Er sagt es ganz ruhig. Wählt seine Worte sorgfältig. Vielleicht macht genau das sie so kraftvoll. Die meisten hier sprechen offen darüber, dass sie müde sind, dass sie nicht mehr können. Andere Gefühle scheinen sie jedoch zurückzuhalten, aus Angst zusammenzubrechen. Aber Murad findet auch dafür Worte.

Er sieht mich an und atmet tief durch.

»Wer passt auf mich auf?«

TAG 28

Mittwoch, 4. September 2024

Drei Jungen, sie müssen ungefähr acht Jahre alt sein, balancieren auf dem Rand eines eingestürzten Stockwerks von einem Wohnblock.

Es kann nicht leicht gewesen sein, dort hinaufzuklettern, denn jetzt sind sie etwa vier Meter über dem Boden. Es sieht aus, als würden sie darum wetteifern, wer sich am weitesten auf das Betonteil hinauswagt. Unter ihnen liegt ein riesiger Haufen aus zertrümmertem Beton und verbogenen Stahlträgern. Ein erwachsener Mann steht in einigem Abstand und ruft irgendetwas. Vielleicht sagt er ihnen, dass sie herunterkommen sollen? Dass es da oben nicht sicher ist? Doch seine Rufe scheinen das Spiel nur noch spannender zu machen. Die Jungen wirken lebendig, unterhalten sich lächelnd miteinander. Der Mann gibt auf und geht davon.

»Die Kinder sind viel frecher geworden als früher«, sagt der einheimische Arzt, der mit uns im Auto sitzt. »Der Krieg hat sie so gemacht.«

Ich bezweifle, dass es noch Spielplätze im Gazastreifen gibt. Zumindest haben wir keine gesehen. Auf einem Spielplatz könnten die Kinder ihre aufgestaute Energie loswerden und sich die Zeit vertreiben. Es ist kein Wunder, dass die Tage lang werden, wenn die meisten Schulen zerstört sind. Die, die noch stehen, sind zu provisorischen Massenunterkünften umfunktioniert worden, in denen mehrere Familien in ehemaligen Klassen- und Lehrerzimmern leben. Sogar in den Gängen und auf den Treppenabsätzen schlafen Kinder und Erwachsene.

Das Schulgebäude neben dem Krankenhaus hat deutliche Schäden nach Schießereien, aber es steht noch. Das Gebäude ist moosgrün gestrichen, mit roten und orangenen Bögen. Die Farbpalette wurde erweitert durch Kleidung und Decken, die in den Fenstern zum Trocknen hängen. Nicht einmal im Schulhof ist noch Platz zum Spielen. Zelte, Unterstände und Müllberge füllen die Fläche, und die Einzigen, die sich hier wohlfühlen, sind vermutlich die Ratten.

Draußen vor einem der Schulfenster stehen drei Mädchen. Vielleicht sind sie Geschwister. Sie haben es geschafft, sich zwischen das Fenster und das Gitter davor zu zwängen, und winken uns zu, als wir vorbeifahren. In den weißen Jeeps sind wir gut zu erkennen, und die Kinder wissen, wer wir sind. Sobald wir unser Haus verlassen und Richtung Krankenhaus fahren, kommen Kinder angerannt, um uns zu begrüßen. Ob sie arbeiten müssen, Waren verkaufen oder brennbares Material für die Backöfen sammeln – oder einfach nichts zu tun haben –, viele nutzen jede Gelegenheit, die Monotonie zu unterbrechen.

»Hello! Hello!«, rufen sie und laufen neben dem Auto her. Einige sind so dreist, dass sie versuchen, uns einen High Five abzuringen, wenn wir langsamer fahren müssen. Wenn sie es schaffen, jubeln die Kinder, als hätten sie eine Trophäe gewonnen. Diejenigen, die ein paar englische Worte kennen, rufen vielleicht ein »What's your name?« mit dem typisch arabischen Akzent. Doch die wenigsten können antworten, wenn wir zurückfragen, wie sie heißen.

»Ich bin mir nicht einmal sicher, ob sie wissen, was sie sagen«, lächelt Erica. »Beim letzten Mal traf ich einen Jungen, der alle Worte, die er konnte, auf einmal rief. Er war so stolz.«

Sie atmet tief ein, um ihn nachzuahmen:

»Hello-I-love-you-fuck-you!«, ruft sie laut und ohne Pause.

Heute ist es besonders hektisch auf allen Stationen. Das bedeutet, dass viele entlassen werden und gleichzeitig viele neue Patientinnen und Patienten aufgenommen werden. Rami von der orthopädischen Station ist so weit genesen, dass er zu Onkel, Tante und seinen Geschwistern zurückkehren kann. Die Familie hat das zusätzliche Zelt erhalten und scheint mit der Lösung, die wir gefunden haben, zufrieden. Sein Bett in der Station bleibt aber nicht lange leer. Ein fünfjähriger Junge wird eingeliefert. Auch er ist schwer verletzt. Auch er ist ein Waisenkind.

Auf der Station für Brandverletzte hat ein knapp dreijähriges Mädchen Monas Bett übernommen. Sie ist eines dieser »Mumienkinder«, deren Körper größtenteils in Verbandsmaterial eingewickelt ist. Ihre Großmutter versucht verzweifelt, sie zu trösten und zu beruhigen, aber die Kleine weint und schreit abwechselnd den ganzen Tag.

Heute ist auch ihr Vater auf die Station verlegt worden. Er war so schwer verletzt, dass er zuerst auf der Intensivstation war. Jetzt liegt er apathisch im Bett, mit schweren Wunden im Gesicht und am Oberkörper. Sein Atem geht schwer. Man dachte, es wäre gut für das kleine Mädchen, in der Nähe ihres Vaters zu sein, aber sie schrie laut, als sie ihn sah. Er ist nicht der Papa, den sie kennt. Sie weigert sich, ihn erneut zu besuchen. Ihr Bruder liegt ebenfalls im Krankenhaus, allerdings auf der orthopädischen Station mit schweren Quetschwunden. Ihre Mutter wurde bei dem Angriff getötet.

Außerhalb der Mauern um unseren Garten tragen mehrere Esel zur abendlichen Kakofonie bei.

Ich bemerke, wie sehr mir dieses Geräusch gefällt, und Erica erzählt von der Zeit, als sie auf dem Land im Sudan arbeitete, wo die Straßen so schlecht waren, dass der gesamte Transport über Esel und Kamele abgewickelt wurde. Das löst eine Gesprächsrunde am Tisch aus, bei der alle über die unterschiedlichen Einsätze sprechen, die sie erlebt haben. Zusammen haben wir fast überall auf der Welt gearbeitet. Die Arbeitsbedingungen waren primitiv, schön, spannend und teilweise gefährlich, und viele im

Team sind schon seit über zehn Jahren in der humanitären Hilfe tätig.

»Was bringt euch dazu weiterzumachen?«, fragt die Projektleiterin.

»Das Geld ist es jedenfalls nicht«, antwortet Erica prompt.

»Ich mach's für den Ruhm«, ergänzt sie und lacht.

Mehrere Stimmen äußern, dass es befreiend sei, so wenig Verpflichtungen zu haben. Es gehe nur um die Arbeitsaufgaben, und man müsse darüber hinaus an nichts anderes denken.

»Es ist schön, dass ich nicht selbst abwaschen muss«, sagt eine.

»Ich finde es herrlich, mir keine Gedanken über meine Kleidung machen zu müssen. Zwei Ärzte-ohne-Grenzen-T-Shirts reichen völlig aus«, füge ich hinzu.

»Ich packe jedes Mal mit Freude meine Tasche. Und ich kann überall hingehen und unter allen Bedingungen arbeiten, solange ich Cola habe«, sagt Naina, die Ärztin.

Diesmal habe sie nur eine Dose mitgebracht, erzählt sie. Die hebt sie sich für einen Tag auf, an dem sie wirklich eine Aufmunterung nötig hat. Oder falls es eine Waffenruhe geben sollte.

Jetzt kommen wir ins Erzählen. Die HR-Managerin spricht intensiv über das lauwarme Wasser, das sie beim vorherigen Einsatz trinken musste, als sie acht Wochen vor Ort war. Als sie damals ausgereist war, brauchte sie unbedingt etwas Kaltes zu trinken – egal was. Zu diesem Einsatz hat sie deshalb einen Thermobecher mitgebracht, der ihr Getränk den ganzen Arbeitstag über kühl hält. Sie strahlt richtig, während sie davon spricht, wie clever das war.

So ist es. Wie unsere palästinensischen Kolleginnen und Kollegen konzentrieren auch wir uns auf die kleinen Dinge, wenn alles andere unvorhersehbar und chaotisch ist.

TAG 29

Donnerstag 5. September 2024

Ungewöhnlich viele Kinder sind auf der Straße, als wir unser Haus und Garten verlassen.

Einige von ihnen, vielleicht neun oder zehn Jahre alt, sind in kleinen Gruppen unterwegs, während die jüngeren Kinder sich fest an die Hände ihrer Mütter klammern. Ein kleines Mädchen, etwa sechs Jahre alt, trägt eine weiße Bluse mit Spitzenkragen. Sie wirkt aufgeregt, fast so, als wäre sie auf dem Weg zu ihrem ersten Schultag.

Vor der kleinen Poliklinik direkt neben unserem Haus drängt sich eine Menschenmenge.

Normalerweise sitzen ab sieben Uhr morgens vielleicht eine Handvoll Patientinnen und Patienten im Wartebereich, aber heute ist es so voll, dass viele gar nicht erst durch das Tor kommen. Vor dem Eingang hat sich eine dichte Traube gebildet, in der vor allem Frauen und Kinder geduldig warten. Sie wollen sich registrieren lassen, um die lebenswichtigen Tropfen zu erhalten, die sie vor Polio schützen sollen. Heute ist der erste Tag der Impfkampagne in unserem Gebiet.

»Wirst du deine Kinder impfen lassen?«, fragt die medizinische Teamleiterin den Fahrer.

Es ist als harmlose Frage gemeint, um ein Gespräch in Gang zu bringen. Doch auf seine Antwort sind wir nicht vorbereitet.

»Zwei von ihnen sind tot. Und meine Frau auch«, antwortet er. »Sie wurden in Khan Younis getötet«, fährt er fort und holt sein Smartphone hervor. Er scrollt durch die Bilder, bis er Fotos von der Beerdigung zeigt. Zwei kleine Körper und ein großer, eingehüllt in das traditionelle weiße Leichentuch, mit einem Knoten an jedem Ende.

Selbst wenn wir versuchen, dem zu entkommen, liegen die Trauer und die Verluste immer direkt unter der Oberfläche. Der Rest der Fahrt verläuft schweigend. Ein Esel in gestreifter Pyjamahose läuft vorbei, aber es ist nicht die Zeit für Ablenkungen oder Kommentare.

»Wir fühlen mit dir«, sagen wir, als wir im Krankenhaus ankommen.

Bei der Teambesprechung äußert Hanan vom Labor erneut ihre Sorge über den kritischen Stand unseres Blutvorrats. Wenn viele Verletzte gleichzeitig eingeliefert werden, reicht das Blut schlicht nicht aus, um die Leben derjenigen mit großem Blutverlust zu retten – und das trifft auf viele unserer Patientinnen und Patienten zu. Die Bitte, dass die Patientinnen und Patienten in der Poliklinik Blut spenden, hat nicht genug eingebracht. Daher wird nun beschlossen, dass die Angehörigen der Verletzten Blut spenden müssen, damit ihre Liebsten Bluttransfusionen erhalten können. Natürlich nur, wenn ihre Blutproben zeigen, dass sie gesund und frei von Infektionen sind. Zusammen mit ein paar palästinensischen Kolleginnen und Kollegen melde ich mich ebenfalls als Spenderin – in der Hoffnung, dass wir niemals zulassen müssen, dass unsere Patientinnen und Patienten verbluten.

Meine Abreise rückt näher, und ich habe eine Menge zu erledigen. Vieles, was ich lange aufgeschoben habe, muss jetzt abgeschlossen werden, und ich muss einen ausführlichen Bericht für meine Nachfolgerin schreiben, damit sie weiß, was bisher getan wurde und welche nächsten Schritte ich empfehle. Wie üblich sitze ich auf einer der schmalen Bänke im Gartenschuppenbüro, mit dem Laptop auf dem Schoß. Vertieft in meine Gedanken höre ich ein leises Klopfen an der grünen Metalltür. Sie steht weit offen, aber Aziza, eine zurückhaltende junge Frau, will sich nicht aufdrängen. Gleichzeitig hat sie ein großes Bedürfnis zu erzählen. Ob ich kurz Zeit habe? Für so etwas nehme ich mir immer Zeit.

Sie setzt sich neben mich auf die Bank, ihre Haltung signalisiert Zurückhaltung, fast so, als wolle sie nicht zu viel Platz einnehmen oder zur Last fallen. In ausgezeichnetem Englisch sagt sie, dass sie nicht weiß, an wen sie sich sonst wenden soll. Ich habe sie in den letzten Tagen auf einer Bank im Krankenhausgarten sitzen sehen, wusste aber nicht, ob sie Angehörige ist oder vielleicht selbst medizinische Nachsorge benötigt. Äußerlich wirkt sie gesund, was sie auch bestätigt. Physisch hat sie den Krieg bislang unversehrt überstanden. Aziza kommt ins Krankenhaus, weil sie sich hier am sichersten fühlt.

»Mein größtes Problem ist, dass ich auf der Straße schlafe«, sagt sie.

Sie hat weder ein Zelt noch irgendetwas anderes als die Kleidung, die sie trägt. Sie ist verlobt, doch ihr zukünftiger Ehemann ist in Saudi-Arabien, um Geld für ihr gemeinsames Leben zu verdienen.

»Ich kann nicht mehr«, sagt sie und knetet ihre Hände. »Am besten wäre es zu sterben.«

Eigentlich will sie leben, es ist nur so schwer, und ihre Kräfte sind fast erschöpft.

Aziza träumt davon, einzuschlafen und nie wieder aufzuwachen. Für immer Ruhe zu finden. Sie möchte die Scham loswerden, die sie empfindet, weil sie allein ist. Als unverheiratete Frau fürchtet sie die Blicke der anderen, die sie als unrein ansehen könnten. Die Schmerzen in ihrem Rücken, ihrer Hüfte und ihrem Nacken sind chronisch geworden, weil sie – wie lange, weiß sie selbst nicht mehr – direkt auf dem Boden schläft. Es gibt keine festen Ankerpunkte in ihrem Tagesablauf, und die Stunden ziehen in einer Art kontinuierlichem Nebel dahin. Manchmal schläft sie tagsüber, manchmal nachts. Es macht keinen Unterschied.

Zwischendurch schläft sie tagelang gar nicht. Dann jagt die Angst durch ihren Körper. Sie mag nicht, dass andere das sehen, also versucht sie, sich hinter einem Schuppen oder einem Schutthaufen zu verstecken.

»Mein ganzer Körper zittert. Es ist, als würde etwas die Kontrolle übernehmen, etwas, das ich nicht kontrollieren kann. Wenn es aufhört, weiß ich kaum noch, wo ich bin. Es ist wirklich unangenehm.«

Sie sieht mich an und lächelt zaghaft.

»Haben Sie einen Rat, was ich machen soll?«

Ich wünschte, ich könnte ihr einen einfachen Rat geben, etwas, das alles lösen würde. Doch das, was wirklich helfen würde – ein Waffenstillstand und ein Zuhause –, liegt nicht in meiner Macht. Was ich ihr anbieten kann, ist zuzuhören, damit sie sich ein bisschen weniger allein fühlt. Sie erzählt, wie schwer es ist, sich zu waschen, wenn man kein Zuhause hat. Dass sie zu verschiedenen Organisationen geht, um Essen zu bekommen, es aber oft nicht ausreicht. Und dass sie sich manchmal einfach nur hinsetzt und weint, wenn sie nicht mehr kann.

Aziza ist frisch ausgebildete Grundschullehrerin. Von ihrem ersten Arbeitstag, den sie voller Aufregung und Stolz erlebte, bis zu dem Moment, als die Bomben fielen und sowohl ihr Haus als auch ihre Träume zerstörten, vergingen gerade einmal zwei Monate.

Ihr Gesicht hellt ein wenig auf, als sie erzählt, wie sehr sie es liebt, mit Kindern zu arbeiten. Wissen zu vermitteln, aber auch zu sehen, wie die Kinder sich entwickeln. Dann holt auch sie ihr Handy hervor und zeigt mir Bilder von der Zeit, als sie noch Hoffnung hatte und sich frei fühlte. Auf den Fotos strahlt sie vor Stolz und Freude. Jetzt sitzt sie gekrümmt da, fast entschuldigend für ihre Existenz. Sie ist deutlich dünner geworden, und die Haut ist viel dunkler.

»Sehen Sie, wie hell ich war. Der Krieg hat mich dunkel gemacht. Ich bin ja die ganze Zeit draußen«, sagt Aziza.

Da sie nicht unsere Patientin ist, gehört sie zu den vielen, denen ich nicht wirklich helfen kann, außer ihnen ein offenes Ohr zu schenken. Ich schlage ihr vor, sich an eine der Polikliniken zu wenden. Dort können sie ihr bei ihren quälenden Gedanken helfen und sie vielleicht mit anderen Organisationen in Kontakt bringen, die ihr zumindest ein Zelt besorgen könnten.

Ich habe ihr gesagt, dass mein Einsatz sich dem Ende zuneigt, und ich will sicherstellen, dass sie nicht ohne Unterstützung zurückbleibt.

»Aber wir müssen uns noch einmal sehen, bevor Sie gehen«, sagt sie. Das verspreche ich ihr.

Hasan, der Arzt mit dem depressiven Bruder, schaut später kurz bei mir vorbei.

Er wirkt deutlich erleichtert, so leichtfüßig habe ich ihn schon lange nicht mehr gesehen. Nach langem Zureden hat sein Bruder endlich den Mut gefasst, die Psychologin in der Poliklinik aufzusuchen. Er hatte das schon einmal zuvor versucht, war aber abgewiesen worden. Deswegen hat er lange gezögert, ehe er es noch mal probiert hat. Aber diesmal wurde er freundlich aufgenommen, und so hat er wieder Vertrauen gefasst, dass er Hilfe bekommen kann. Er hat auch ein Rezept für Antidepressiva bekommen, um seine Gefühle besser zu bewältigen. Zusammen haben die Brüder auch die Scheidungspapiere für den Bruder ausgefüllt. Hasan ist ganz davon überzeugt, dass die Scheidung eine Erleichterung für den Bruder sein wird. Sobald es sicher genug ist, wollen sie diese einreichen. Ich frage verwundert, ob es überhaupt noch ein Büro gibt, wo man sie einreichen kann. Hasan guckt mich kurz an, ehe er sagt:

»Das Leben muss ja weitergehen.«

TAG 30

Freitag, 6. September 2024

Es kribbelt unangenehm im ganzen Körper. Ich kann nicht stillsitzen, aber ich schaffe es auch nicht, etwas Praktisches zu tun. Es fühlt sich an, als würde die Haut brennen, und es ist unmöglich, einen Gedanken zu Ende zu denken.

Eigentlich möchte ich weinen, aber ich schaffe es nicht. Die Trauer, die sich aufgestaut hat, ist zu groß. Ich bin nicht bereit, sie zuzulassen.

TAG 31

Samstag, 7. September 2024

Falafel zum Frühstück. Schon wieder. Für mich war das eigentlich nie ein richtiges Frühstück. Bevor ich herkam, wurde ich gewarnt, dass es möglicherweise wenig zu essen geben würde und das Abendessen oft aus Reis, Brot und Kichererbsen besteht. Vielleicht wollte die Leitung unsere Erwartungen bewusst niedrig halten, damit wir nicht enttäuscht sind. Hunger habe ich hier im Süden vom Gazastreifen nicht gelitten, denn auf den Märkten gibt es Lebensmittel. Aber die Auswahl lässt tatsächlich zu wünschen übrig. Besonders frisches Gemüse ist äußerst rar. Ich glaube, das Erste, was ich essen werde, wenn ich nach Hause komme, ist ein großer Salat. Und außerdem Brot zum Frühstück.

Erica und Naina frühstücken im Stehen, während sie sich Bilder auf Ericas Handy anschauen. Es geht um einen Jungen, bei dem eine Amputation des Beins droht. Seine Eltern lehnen das aber strikt ab. Sie machen sich große Sorgen um die Zukunft ihres Sohnes, wenn er mit nur einem Bein leben muss, und wollen daher alles versuchen, um es zu retten. Die Ärztin war skeptisch. Ihrer Meinung nach war die Verletzung so schwerwiegend, dass das Bein nicht heilen könne. Ein örtlicher Chirurg wiederum meinte jedoch, es sei einen Versuch wert, und hatte fünf Tage zuvor eine große Hauttransplantation durchgeführt. Morgen sollen die Verbände abgenommen werden, um zu sehen, ob der Eingriff erfolgreich war. Die Bilder, die die beiden gerade betrachten, zeigen den Zustand des Beins vor der Operation. Sie diskutieren, wie wahrscheinlich es ist, dass der Eingriff gelungen ist.

»Ich hoffe wirklich, dass sie das Bein retten können, aber ich glaube es nicht«, sagt die Ärztin. »Ich habe in keinem anderen Projekt so schwere Verletzungen gesehen wie hier.« Sie arbeitet seit zwölf Jahren für Ärzte ohne Grenzen und war schon in vielen Konfliktgebieten tätig.

Die Tage waren so hektisch, dass ich schon länger nicht bei Adam vorbeischauen konnte. Heute steht der Besuch bei ihm ganz oben auf meiner Prioritätenliste. Ich weiß, dass Balousha sich gut um ihn kümmert und es ihm immer besser geht, aber ich möchte es selbst sehen. Auf dem Weg zu seinem Zimmer bemerke ich, dass die Tür einen Spalt offen steht. Nicht weit geöffnet, aber selbst dieser kleine Spalt ist ein bedeutender Fortschritt. Es zeigt, dass seine Mutter Shaimaa mehr Vertrauen darin setzt, dass Adam die Außenwelt aushalten kann, und dass auch er weniger ablehnend ist.

Als ich den Kopf durch die Tür stecke, sitzt Adam im Bett und schaut auf das Handy seiner Mutter. Jetzt, da er die Tage nicht mehr im Dämmerzustand verbringt, zieht sich die Zeit für ihn. Ein gutes Zeichen, denke ich. Es zeigt, dass er die Energie hat, sich beschäftigen zu wollen und am Geschehen um ihn herum teilzuhaben.

Ein Großteil seiner Zeit wird jedoch von dem bestimmt, was er am wenigsten mag: der Wundversorgung. Er ist nicht panisch wie einige andere Kinder, aber begeistert ist er auch nicht. Endlich haben sich die Physiotherapeuten die Erlaubnis verschafft, sich seinem Bein zu nähern. Er schämt sich inzwischen weniger für seine Verletzungen, sodass sie beginnen können, ihm bei der Anpassung an seinen neuen Alltag zu helfen. Das verletzte Bein wird eine Schiene benötigen, und er muss später stark genug sein, um an Krücken gehen zu können. Gerade hat das Physio-Team einen Rollstuhl in sein Zimmer gebracht, damit er sich an die Vorstellung gewöhnt, dass dies zunächst sein Fortbewegungsmittel sein wird.

Shaimaa erzählt, dass ihr Vater und einige von Adams Geschwistern zu Besuch waren und gemeinsam darüber gesprochen haben, wie es sein wird, wenn er entlassen wird. Die Gespräche haben sich von tiefer Trauer hin zu hoffnungsvollen Möglichkeiten entwickelt. Es ist unglaublich schön, das zu hören.

Die orthopädische Station ist mittlerweile so überfüllt, dass man normalerweise ein Stimmengewirr überall in den Gängen hört. Heute durchbricht weiche Musik die Kakofonie. Sie kommt aus einem Zimmer mit sechs Betten, das sonst recht laut ist. Jetzt ist es nur die Musik, die den Raum erfüllt. Ich bleibe in der Tür stehen und genieße den Moment. Genauso wie der Clown die Kinder besucht, kommt auch ein Musiker wöchentlich vorbei, um den Erwachsenen eine kleine Auszeit zu schenken.

Gerade werden traditionelle palästinensische Lieder im Duett gesungen, der Gitarrist begleitet einen älteren Mann, der in einem Bett am Fenster liegt. Ich weiß, dass der Musiker das nicht geplant hatte, also muss der Patient spontan mitgemacht haben. Das ist es, was wir meinten, als wir über die Wurzeln des »Lebensbaums« gesprochen hatten: Musik kann schöne Erinnerungen wecken, Freude und Kraft schenken – etwas, was hier dringend gebraucht wird. Der Patient lächelt, während er singt, und im Refrain hebt er die Arme, als würde er zu der Melodie tanzen. Ich merke, wie ich mitwippe. Das Erlebnis ist wie Balsam für die Seele, und ich bin überzeugt, dass dies heilsamer ist, als wir es ermessen können. Für ihn, der singt, und für uns, die zuhören dürfen.

Auf dem Weg zurück zum Gartenschuppenbüro sehe ich, dass Aziza wieder auf ihrer Bank sitzt.

»Ich habe einen Brief für dich«, sage ich und winke, um ihr zu zeigen, dass sie mitkommen soll. Sie lächelt erwartungsvoll, steht auf und folgt mir ins Büro. Nach unserem Gespräch vor ein paar Tagen fühlte ich mich ziemlich hilflos und dachte lange darüber nach, ob ich ihr doch etwas geben könnte, das ihr vielleicht hilft. Ich entschied mich, ihr einen Brief zu schreiben.

»Das sind meine Worte für dich, die du lesen kannst, wenn du sie brauchst«, sage ich. »Damit du nicht vergisst, wie stark du bist und dass es Hoffnung gibt.«

Ihr Gesicht hellt sich auf. Dann liest sie den Brief laut vor und schaut mich direkt an.

»Das ist jetzt mein wertvollster Besitz«, sagt sie und drückt das handgeschriebene Blatt an ihre Brust.

Am Eingang zur Poliklinik haben die Wachleute alle Hände voll damit zu tun, die Zahl der Angehörigen zu begrenzen, die mit hineingehen möchten. Wenn es zu viele werden, blockieren sie die Gänge, und die Patientinnen und Patienten können nicht zum Behandlungsraum kommen, wenn sie an der Reihe sind. Ich bemerke ein Mädchen, das schon sehr lange auf derselben Bank sitzt. Sie war schon heute Morgen hier, und jetzt, lange nach dem Mittagessen, sitzt sie immer noch da. Zufällig kommt Erica vorbei, und ich frage, ob sie etwas über das Mädchen weiß, das wohl etwa neun Jahre alt ist.

»Ja, ich habe heute Morgen mit ihrem Vater gesprochen. Sie wohnen anscheinend hier. Das heißt, sie schlafen hier nachts, aber normalerweise sind sie tagsüber nicht da.«

Wir eilen beide weiter, aber als ich das nächste Mal vorbeikomme, werfe ich einen weiteren Blick in die Richtung des Mädchens. Jetzt sitzt sie ganz in einer Ecke des Wartezimmers und hält fest ein Stofftier umklammert. Stunden sind vergangen, und sie sitzt immer noch alleine da. Gegen Ende des Tages, als sich das Wartezimmer allmählich leert, kommt ein Mann, der vermutlich ihr Vater ist. Kurz darauf erscheint eine Frau mit zwei jüngeren Kindern.

Mein Arbeitstag geht dem Ende zu, aber ich halte Jouda, den großen, freundlichen Riesen, zurück und frage ihn höflich, ob er noch Zeit hat, mit ihnen zu sprechen, bevor er mit dem Bus nach Hause fährt.

Es ist nicht so, dass sie keinen Ort zum Schlafen haben, erzählt Jouda später nach einem kurzen Gespräch mit dem Vater der Familie, aber sie fühlen sich nicht sicher in dem Zelt, in dem sie eigentlich übernachten. Wenn unsere Patientinnen und Patienten nachmittags langsam nach Hause gehen, kommen sie hierher. Die kleine Familie richtet sich im Wartebereich ein und wartet, bis die Nacht kommt. Sie bringen ein paar Decken und Kissen für die Kinder mit und schlafen auf den schmalen Bänken. Wenn sich das Wartezimmer am nächsten Morgen wieder füllt, packen sie ihre Sachen zusammen und gehen zurück zu ihrem Zelt, wo sie den Tag verbringen. Heute wollte das Mädchen jedoch nicht mitkommen. Es hatte Angst. Deshalb saß es den ganzen Tag in der Ecke bei der Treppe.

Der Vater weiß, dass das Wartezimmer kein dauerhafter Aufenthaltsort ist, bittet aber höflich, ob sie noch eine Nacht bleiben dürfen. Wir einigen uns darauf, dass wir es nicht übers Herz bringen, sie heute Nacht hinauszuwerfen. Sie dürfen bleiben, während wir versuchen, eine Lösung zu finden.

»Übrigens«, sagt Jouda, als er gehen will, »der Vater hat in all den Nächten, in denen sie hier waren, freiwillig die Toiletten geputzt. Er möchte niemandem zur Last fallen.«

Auf der Heimfahrt nehme ich das Thema mit Erica auf.

»Gibt es nicht eine freie Stelle als Reinigungskraft? Könnten wir ihn einstellen? Immerhin putzt er ohnehin«, schlage ich Erica vor.

Das ist keine schlechte Idee. Zumindest würde es der Familie die Möglichkeit eröffnen, eine bessere Unterkunft zu finden. Morgen könnten wir den Vater darauf hinweisen, sich zu bewerben. Es ist den Versuch wert.

Die Geschichte von den Seesternen kommt mir in den Sinn. Sie handelt von einem Kind, das am Strand spazieren geht und Seesterne zurück ins Wasser wirft, um sie zu retten. Ein älterer Mann kommentiert, dass das sinnlos sei, da die nächste Welle wieder neue Seesterne an Land spülen würde. Ob man ein paar zurückwerfe, mache keinen Unterschied.

»Für den einen macht es einen Unterschied«, antwortet das Kind.

Die Klänge der Musik aus der orthopädischen Station hallen immer noch in mir nach, während ich abends auf der klapprigen

Schaukel sitze und mich bei der gleichmäßigen Bewegung entspanne. Ich denke an nichts Bestimmtes; der Moment ist losgelöst von allem anderen. Ich bin so in Gedanken versunken, dass ich den Wachmann erst bemerke, als er direkt vor mir steht.

»Möchtest du?«, fragt er und streckt mir eine Handvoll Datteln entgegen.

Sie sind frisch von den Palmen hinter mir gepflückt, klein, aber voller Süße. Ich habe versucht, selbst ein paar zu pflücken, aber nur mit geübten Augen kann man die wirklich guten Früchte auswählen.

Der Wachmann setzt sich auf die Bank neben mich, und wir plaudern ein wenig darüber, dass die Temperaturen angenehmer geworden sind und dass ich bald abreise. Dann kommen wir auf das zu sprechen, was über allem schwebt: das, was sie einmal hatten und was der Krieg ihnen genommen hat.

»Wir müssen alles vergessen, was wir hatten, sonst wird die Trauer zu groß«, sagt er.

Er hat gerade von der schönen Wohnung erzählt, in der er früher lebte. Seine Frau hat ein ausgeprägtes Interesse an Inneneinrichtung, und als sie die Wohnung strichen, wurden alle Farben sorgfältig aufeinander abgestimmt, jedes Zimmer erhielt seinen eigenen Farbton. Das neue Ehebett hatte er extra aus Italien importieren lassen. Er verdreht die Augen, als er sagt, wie teuer es war. Das i-Tüpfelchen war eine neue Klimaanlage. Jahrelang hatte seine Frau sich beschwert, dass es im Winter zu kalt und im Sommer zu heiß sei. Nun sollte das Gejammer endlich ein Ende haben. An dem Tag, als alles fertig war, lud er Freundinnen und Freunde zu Besuch ein. Seine Frau war zufrieden, und er konnte sich endlich entspannen. Drei Wochen lang genossen sie das neue Leben, bevor der Evakuierungsbefehl kam.

Aber die Wohnung blieb nicht unbewohnt, nachdem sie sie verlassen hatten. Sie wurde während der Straßenkämpfe im Viertel als Unterkunft für Soldaten genutzt. Als die Soldaten weiterzogen, steckten sie alles in Brand. Und jetzt haben Bekannte ihm erzählt, dass das gesamte Gebäude bombardiert wurde. Die Bilder davon mag er sich nicht ansehen.

Als ich ins Bett gehe, schalte ich das Radio ein, um das Summen der Drohnen zu übertönen. Es ist auf den Tag genau elf Monate her, dass der Krieg ausbrach, und der Auslandskorrespondent für den norwegischen Rundfunk im Nahen Osten, Yama Wolasmal, berichtet, dass bisher 75 000 Tonnen Bomben über Gaza abgeworfen wurden. Mehr als bei den Bombenangriffen auf Nagasaki und Hiroshima im Zweiten Weltkrieg zusammen.

TAG 32

Sonntag 8. September 2024

»Die Grenze ist geschlossen, du musst hierbleiben.« Das ist das Erste, was Rawand zu mir sagt, als ich sie morgens auf dem Weg in unser Büro treffe.

»Vielleicht wurden unsere Gebete erhört?«, fügt sie hinzu.

»Mal sehen«, lächle ich.

Falls ich bleiben muss, ist das in Ordnung, aber die Dinge ändern sich hier schnell, und ich möchte keine Energie darauf verwenden, einen Plan B zu schmieden. Irgendwie ist beides positiv: Wenn ich bleiben muss, kann ich weiterhin eine Arbeit machen, die ich liebe. Wenn ich gehen muss, kann ich endlich meine eigenen Jungs wieder in die Arme schließen.

Wenn alles nach Plan verläuft, habe ich noch zwei Arbeitstage vor mir. Mehrere aus dem Team haben mich gebeten, nicht zu weinen, wenn ich gehe – dass ich für sie stark sein muss. Aber das scheint unmöglich zu sein. Mein psychologischer Schutzschild scheint dünner geworden zu sein. Allein der Gedanke daran, die Menschen zu verlassen, die mir so ans Herz gewachsen sind, rührt mich zu Tränen. Unsere Patientinnen und Patienten, aber vor allem mein Team. Wir haben gut zusammengearbeitet, und ich habe großen Respekt vor ihnen – sowohl als Menschen als auch als Kolleginnen und Kollegen. Ich werde sie sehr vermissen. Gleichzeitig fühle ich Scham. Privilegien-Scham.

Alle hier sehnen sich danach, an einen Ort zu gelangen, an dem sie keine Angst mehr haben müssen, dass ihnen nachts das Dach über dem Kopf einstürzt. Einen Ort, an dem sie wissen, dass ihre Kinder sicher spielen können, ohne traumatisiert oder gar getötet zu werden. Ich kann gehen. Die anderen können es nicht.

»Ich hoffe, dass ich eines Tages so weinen kann wie du«, sagt Balousha, nachdem ich mir nach der Morgenbesprechung die Tränen getrocknet habe.

»Wir tragen das Trauma in jeder Zelle, aber wir können jetzt nicht weinen. Der Schmerz ist zu groß.«

Das habe ich hier immer wieder gespürt. Dass alle eine größere Trauer in sich tragen, als sie zu zeigen verkraften können. Dass viele alle verfügbaren Kräfte mobilisieren, um ihre Gefühle nicht zuzulassen. Ich mache mir große Sorgen, was passieren wird, wenn eines Tages Frieden einkehrt und die Menschen es wagen, ihre Emotionen zu spüren.

Ich bin gerade in dem kleinen Büro der Krankenhausleitung, als Ericas Smartphone piept. Kurz darauf reißt sie die Hände in die Luft.

»YES! Es sieht so aus, als hätte es geklappt. Schau dir das an!«

Sie hat Fotos vom Bein des frisch operierten Jungen bekommen. Das Telefon geht reihum, und selbst die skeptische Ärztin muss zugeben, dass die Operation erfolgreich gewesen zu sein scheint. Dass ein Junge vor einer Amputation bewahrt wird, wird keine Schlagzeilen machen, aber bei uns löst es Jubel aus. Sabah freut sich riesig darauf, die besorgten Eltern mit den guten Nachrichten zu überraschen. Die Zukunft eines Jungen sieht plötzlich viel hoffnungsvoller aus.

Zeitlich wird es langsam knapp, so viele Dinge müssen noch erledigt werden, bevor ich abreise. Eilig betrete ich eine der Stationen und stolpere fast über einen Rollstuhl. »Entschuldigung«, sage ich spontan, ohne darauf zu achten, wer darin sitzt. Erst bei einem zweiten Blick erkenne ich, dass es Adam ist.

»Oh, das bist ja du!«, entfährt es mir.

Ich hätte nicht erwartet, dass er so bald seinen ersten Ausflug macht. Ein lilafarbenes Handtuch liegt über seinem amputierten

Bein, und er wirkt ein wenig überfordert von all den Begegnungen. Ich reiße mich zusammen und versuche ihm zu vermitteln, dass es das Natürlichste der Welt ist, dass er nun auf Station unterwegs ist. Balousha schiebt den Rollstuhl in Richtung Physiotherapie, während Mama Shaimaa gespannt nebenhergeht. Es ist auch für sie ein großer Tag.

Ich begleite sie, und sobald wir im Zelt ankommen, beginnt der Physiotherapeut damit, Adams Bein für die Schiene zu vermessen, die er benötigt, um auf seinem teilweise gesunden Bein stehen zu können. Adam ist zurückhaltend, und es sieht so aus, als würde ihm all das Neue langsam zu viel werden.

»Vielleicht hast du Lust auf ein Slush-Eis?«, frage ich. Wie bestellt betritt in diesem Moment der Eisverkäufer das Zelt. Er stellt die Kiste vor Adam auf den Boden, hockt sich hin, nimmt den Deckel ab und enthüllt die knallrote Eismasse, die er heute mitgebracht hat. Adam möchte gerne eins haben und streckt vorsichtig die Hand aus. Ich reiche ihm die Tüte und nehme selbst auch eine.

Um sicherzustellen, dass Adam eine positive Erfahrung mitnimmt, halten wir den Besuch im Physio-Zelt kurz. Stattdessen rollen wir ihn in den Garten hinaus. Während wir unser künstlich rotes Slush-Eis genießen, fällt mir auf, dass es aussieht, als hätte Adam einen dicken Strich knallroten Lippenstifts über die Lippen und bis auf die Wange gezogen. Ich frage ihn, ob ich genauso rote Lippen habe. Er schaut mich an – und zum ersten Mal höre ich Adam herzlich lachen.

TAG 33

Montag, 9. September 2024

Die Grenzübergänge sind wieder geöffnet. Das ist unwiderruflich mein letzter Arbeitstag im Nasser-Krankenhaus – zumindest für dieses Mal. Er ist genauso hektisch wie der gestrige.

Mit traumatisierten Kindern zu arbeiten, ist in diesem Kontext nicht möglich, ohne auch mit ihren Eltern zu arbeiten. Wir sind nur einen kurzen Moment in ihrem Leben präsent, dann sind die Familien wieder auf sich allein gestellt – mit einem eingeschränkten oder nicht vorhandenen Gesundheitssystem. Wenn Eltern wissen, welche Reaktionen bei traumatisierten Kindern normal sind, können sie weniger ängstlich reagieren, wenn sich das Verhalten ihrer Kinder ändert oder wenn diese plötzlich Dinge nicht mehr hinbekommen, die sie früher konnten. Wenn wir ihnen Werkzeuge an die Hand geben, um ihre Kinder zu beruhigen, wenn sie in Panik geraten, und den Eltern helfen, diese Techniken auch anzuwenden, wenn sie auf sich gestellt sind, bekommen die Kinder die wichtige Unterstützung, die sie brauchen. Deshalb habe ich hart daran gearbeitet, Elternkurse hier im Krankenhaus einzuführen.

Während wir die letzten Details des Kurses vorbereiten, macht mich die Dolmetscherin auf einen Mann aufmerksam, der in der Tür steht. Es ist der Vater des verängstigten Jungen – der, der in Panik geschrien hatte, weil er Angst hatte, auf dem Weg in den Operationssaal von seinem Vater getrennt zu werden.

»Er möchte Ihnen danken«, übersetzt Rawand. Wie so oft, wenn ich Dank bekomme, fühle ich mich ein wenig beschämt. Unter anderen Umständen hätte ich so viel mehr anbieten können. Und für diesen Vater und seinen Sohn habe ich wirklich nicht mehr getan, als ihnen zu helfen zu atmen, sich zu beruhigen und sicherzustellen, dass sie zusammenbleiben konnten.

»Jemanden wie Sie zu treffen, ist nicht menschlich«, sagt der Vater und legt die Hand aufs Herz. »So eine Fürsorge muss himmlischen Ursprungs sein.«

Es sind große Worte, zu große, aber es tut gut zu wissen, dass ich dazu beigetragen habe, dass es jemandem ein wenig besser geht. Ich hoffe, dass wir das Gleiche durch den Elternkurs erreichen können, der bald beginnt. Nachdem die letzten Details abgestimmt sind, sitzen bereits eine Viertelstunde später zehn gespannte Eltern im Pavillon im Kreis. Als wir für das Angebot geworben hatten, haben sie alle unisono ausgedrückt, wie willkommen es ist. Massas Mutter Islam ist eine der Teilnehmenden.

Jouda und eine der Kolleginnen leiten den Kurs. Sie kennen die Kultur und wissen, wie sie die Botschaft am besten an die Eltern hier vermitteln können. Außerdem wäre es umständlich, alles zu übersetzen. Sobald die Vorbereitungen abgeschlossen sind, bin ich überflüssig. Ich sitze im Gartenschuppenbüro und nutze die Zeit, um mit einer der Betreuerinnen die weiteren Behandlungspläne für einige unserer Patientinnen und Patienten zu besprechen.

Massa läuft zwischen ihrer Mutter, die am Kurs im Pavillon teilnimmt, und mir hin und her. Es gibt viel zu tun an diesem letzten Tag, also kann ich ihr nicht so viel Aufmerksamkeit schenken wie sonst. Aber für ein paar Runden Whoops-a-daisy, bei denen wir beide lachen, reicht es.

Nach dem Kurs kommt auch Islam vorbei. Viel gibt es nicht mehr zu sagen, außer dass es schön war, sich kennenzulernen. Ich danke ihr für das Vertrauen, das sie mir entgegengebracht hat, indem sie mir ihre Geschichte erzählt hat. Um sie nicht zu enttäuschen, falls etwas dazwischenkommt, sage ich nichts darüber, dass ich plane zurückzukehren. Massa springt in meine Arme und gibt mir mehrere Küsse auf die Wange, bevor sie bereit ist zu gehen.

Natürlich muss ich auch bei Adam vorbeischauen. Er sitzt auf seinem Bett, aber später ist eine Ausfahrt mit dem Rollstuhl geplant. Seine Mutter Shaimaa und er wollen warten, bis es auf der Station ruhiger ist – Adam war von den Eindrücken des gestrigen Ausflugs völlig erschöpft.

Für Shaimaa kommt es überraschend, dass dies mein letzter Tag ist. Ich dachte, ich hätte alle informiert, aber ich habe sie wohl vor lauter Freude über Adams Gartenausflug vergessen. Sie ist sehr traurig. Nicht so sehr, weil ich gehe, sondern weil sie keine weiteren Abschiede mehr verkraftet.

»Alle, die mir wichtig sind, gehen«, sagt sie mit Tränen in den Augen. »Dass du zu deiner Familie zurückkehrst, ist ein Trost«, fügt sie hinzu, als wolle sie sich selbst beruhigen. Für mich ist es kein Trost. Es weckt nur meine Priviligien-Scham.

Wir umarmen uns, und ich wuschele Adam ein letztes Mal durch die Haare. Er wendet sich ein wenig ab, aber diesmal wirkt es nicht wie eine Ablehnung.

»Er sagt, es ist blöd, dass du gehst«, übersetzt Shaimaa. Ja, es ist blöd.

Der ganze Tag ist geprägt von Abschieden. Einige Kolleginnen und Kollegen, von denen ich mich verabschiede, kenne ich nicht einmal mit Namen – wir haben uns nur immer auf den Fluren gegrüßt. Andere habe ich ein wenig kennengelernt, oder sie hatten das Bedürfnis, mir ihre Geschichte zu erzählen. Ich versuche, so viele wie möglich zu sehen und ihnen für die Zeit zu danken, die ich hier verbringen durfte.

Und dann ist da noch das Team. Rawand hat mir geholfen, das köstlichste traditionelle palästinensische Dessert zu besorgen: Kunafa. Sie hat drei Tage gesucht, um jemanden zu finden, der die Zutaten dafür hatte. Der Duft von Nüssen, Orangen und süßem Frischkäse erfüllt unser einfaches Büro, als Rawand das große Tablett hereinträgt. Der Kuchen ist noch warm und duftet, und das

Team versammelt sich um dieses seltene Gefühl vergangener Zeiten. Oft kann Kunafa viel zu süß sein, aber dieser ist perfekt – und verschwindet in Windeseile.

Ich weine, als ich dem Team danke, dass sie mich so herzlich aufgenommen haben, und ich weine, als ich die Frauen umarme. Den Männern kann ich nur die Hand geben oder die Hand aufs Herz legen.

»Wir sollten jemanden einstellen, der einfach nur umarmt«, sagt Rawand. »Eine Frau und einen Mann, die nichts anderes tun, als uns zu umarmen. Jeder braucht jetzt Umarmungen.«

Die anderen im Team stimmen zu. Umarmungen waren ein zentrales Thema während meiner Zeit hier. Die Frauen haben oft gesagt, dass es ihnen wichtig war, dass ich großzügig mit Umarmungen war – dass es ihnen gerade an den Tagen Halt gegeben hat, an denen ihr Leben besonders ins Wanken geraten ist. Es fiel mir schwer, den Männern keine Umarmung anbieten zu können, wenn ich gesehen habe, dass sie schwierige Tage hatten. Aber das war eine kulturelle Grenze, die ich nicht hätte überschreiten können. So nah sollen Männer und Frauen sich hier nicht kommen, und manche würden in so einer Umarmung mehr sehen, als es in meiner Absicht gelegen hätte. Besonders die Männer haben oft gescherzt, was ihre Frauen wohl sagen würden, wenn ich sie trotz der Normen umarmt hätte. Einer meinte sogar aus Spaß, dass seine Frau ihn umbringen würde. Nur Murad, der besonnene und weise Sozialarbeiter, hat Umarmungen als akzeptabel empfunden. Da kommen die Tränen wieder. Die Gespräche mit ihm haben etwas ganz Besonderes in mir ausgelöst.

Dass die Busse schon um 15 Uhr fahren, macht den Abschied etwas leichter. So kann ich ihn nicht unnötig in die Länge ziehen. Ich winke ein letztes Mal, bevor wir alle unserer Wege gehen.

»Wir sehen uns wieder«, sage ich.

Balousha legt die rechte Hand aufs Herz und antwortet: »Falls wir noch am Leben sind.«

WIEDER ZU HAUSE

Freitag, 8. November 2024

»Oh, bist du schon zurück? Wie war es in Gaza?«

Es ist schön, dass die Leute fragen. Aber es ist schwierig zu antworten, wenn die wenigsten Zeit haben, sich die lange Antwort anzuhören, die ich gerne geben möchte. Ich könnte es abkürzen und sagen:

»Schrecklich.«

Aber das würde den Menschen in Gaza nicht gerecht.

Der Alltag im Krieg raubt ihnen Identität, Würde, Lebensmut und Vertrauen in die Welt. Und er bringt ihnen unendliche Schmerzen, Verluste und Trauer. Wie soll ich das erklären, damit die Menschen in Europa das verstehen, auch wenn sie nur so im Vorbeigehen fragen?

Ich empfinde dasselbe, wenn ich allein in meinem Arbeitszimmer sitze. Ich ringe um Worte. Dieser letzte Teil ist fast genauso schwer zu schreiben wie die Briefe, die ich vor meiner Abreise geschrieben habe. Einzelne Wörter sind da, aber es fühlt sich unmöglich an, sie zu einem Text zu verweben, der das einfängt, was ich vermitteln möchte.

Jeden Tag erhalte ich Nachrichten aus Gaza. Von einem Kollegen oder einer Patientin, mit neuen Details über Leben, die langsam zerbröckeln.

Amina, meine Seelenverwandte, verlor 17 Familienmitglieder bei einem großen Bombenangriff kurz nach meiner Abreise. Aziza, die auf der Straße lebte und unsicher war, ob das Leben noch einen Wert hat, schickte mir zuerst ein Foto, das zeigt, dass sie einen Platz zum Wohnen am Strand gefunden hatte. Doch kurz darauf musste sie auch dort weg, weil die Herbststürme das Meer über die Sanddünen peitschten, auf denen ihre Hütte stand. Eine positive Nachricht ist, dass sie angefangen hat, freiwillig an einer der provisorischen Schulen zu arbeiten.

Bei Rawands Schwägerin wurde nur drei Wochen bevor dieses Manuskript fertiggestellt wurde, Leukämie diagnostiziert. Sie stand auf der Liste für eine medizinische Evakuierung, starb jedoch, bevor sie ausreisen und die notwendige Behandlung erhalten konnte.

Das Einzige, was ich den Menschen in Gaza geben kann, sind Versuche tröstender Worte. Es fühlt sich unzureichend an. Ich vermisse es, sie umarmen und ihnen in die Augen sehen zu können, wenn ich sage, dass ich mit ihnen leide. Das war auch alles, was ich ihnen vor Ort geben konnte, aber ich sah, dass es half.

In einer Denkpause vom Schreiben merke ich, dass ich mit der Kette spiele, die ich von meiner Großmutter geerbt habe. Ich hebe den Blick und lasse ihn von der Skulptur auf dem Kaminsims, die ich von meiner Mutter bekommen habe, zu den Zeichnungen meiner Kinder schweifen. So viele Dinge, die Erinnerungen wecken und Teil meines Lebensgewebes sind. Meine Angst, meine Kinder nie wiederzusehen, die ich empfunden hatte, als ich abreiste, ist eine Angst, mit der die Eltern in Gaza jeden Tag leben. Dass ich mein friedliches Leben leben kann, fühlt sich fast wie ein Hohn an, wenn sie ihres Stück für Stück verlieren.

Während ich versuche, Sätze zu Papier zu bringen, merke ich, dass es nicht die Worte waren, die fehlten. Ich war feige. Ich habe es nicht gewagt zu fühlen, was die Begegnungen mit den Menschen Gazas mit mir gemacht haben. Ich wollte die Trauer nicht zulassen. Jetzt drängt sie sich auf, ob ich will oder nicht. Die Versuche, zusammenzufassen, das Wesentliche einzufangen, machen es unmöglich, die Gefühle auf Distanz zu halten. Sie überwältigen mich, und die Tränen fließen.

Wie auf einem Fließband werden die Zukunftsträume von Kindern zerstört. Tausende, Hunderttausende von Kindern, die spielen, forschen und sich entwickeln sollten, sitzen in löchrigen Zelten und warten darauf, ihr Leben zurückzubekommen. Ängstlich, frierend, hungrig.

Werden sie jemals wieder in ein normales Leben zurückfinden können? Niemand weiß es. Ich fürchte, die Wunden könnten zu groß sein.

Die Trauer, die ich fühle, mischt sich mit Weltschmerz. Denn wir lassen das zu. Wir lassen zu, dass Kinder in einem physischen und psychischen Horror leben. Niemand kommt, um sie zu retten, und sie haben keinen Ort, an den sie fliehen können. Wie lange sollen sie das noch ertragen, bevor wir eingreifen? Verlieren wir gerade unsere eigene Menschlichkeit durch unser stummes Zusehen?

Ganz nah dran zu sein, Zeugin zu werden, wie Leben, Sicherheit, Zukunft und Menschlichkeit den Opfern von Krieg und Flucht geraubt werden, ist manchmal extrem belastend. Aber es ist auch das, was mein Engagement antreibt. Ich hatte das Glück, in einem Land geboren zu werden, in dem ich Frieden und Sicherheit erleben kann. Meine Ausbildung und Erfahrung ermöglichen es mir zu helfen. Es fühlt sich wie eine Verpflichtung an. Eine Verpflichtung, nicht aufzugeben. Nicht wegzusehen. Egal, wie weh es tut.

Die Demonstrationen, Petitionen und Aufrufe müssen weitergehen. Wieder und wieder betonten meine Kolleginnen und Kollegen, wie wichtig es für sie ist zu wissen, dass es Menschen auf der anderen Seite der Welt gibt, die sich für ihr Schicksal interessieren. Das gibt ihnen die Kraft durchzuhalten.

Wir, als Individuen und Mitmenschen, müssen den Druck aufrechterhalten, damit die Weltgemeinschaft diesem Krieg endlich ein Ende setzt.

Bis das geschieht, hallt das Seufzen eines müden und von Trauer gezeichneten Kollegen in mir nach:

»Das Einzige, was ich mir wünsche, ist eine stabile Wand, an die ich mich anlehnen kann.«

EPILOG, JULI 2025: ANGST, HILFLOSIGKEIT UND TRAUER

»Liebe Freundin. Die Welt ist grausam, und es gibt keine Menschlichkeit mehr. Während meiner heutigen Schicht im Krankenhaus wurde ein kleines Mädchen eingeliefert. Sie hatte seit zwei Tagen nichts gegessen und ist schwer krank. Die NGO, die früher die Mahlzeiten ins Krankenhaus geliefert haben, haben ihre Dienste eingestellt, weil es nichts mehr zu kaufen gibt. Also kann ich ihr nichts zu essen anbieten. Wo ist die Welt? Wo sind die Menschen, die uns retten können? Unsere Hoffnung auf ein Leben ist erloschen, und das Einzige, worauf wir noch hoffen können, ist Frieden im Tod zu finden.«

Ich weiß nie, was mich erwartet, wenn mein Smartphone piept. Fast jeden Tag bin ich in Kontakt mit einem meiner Kolleginnen oder Kollegen in Gaza. Manche von ihnen wollen mir einfach Hallo sagen, andere erzählen, dass sie erschöpft sind und nicht wissen, wo sie einen sicheren Ort für sich finden können. Und wieder andere wie Hafez drücken aus, dass das Leben nicht mehr auszuhalten ist. Was soll ich da antworten? Ich versuche, Worte zu finden, die irgendwie Trost spenden können oder wenigstens Hoffnung machen, dass es sich lohnt durchzuhalten. Aber das wird zunehmend schwierig. Die Nachrichten aus Gaza reichen von schlimm über schlimmer bis hin zu beinahe unerträglich.

Als ich Gaza zum ersten Mal verließ, im Sommer 2024, versprach ich zurückzukehren. Und wir verabredeten zu beten, dass es dann einen Waffenstillstand geben würde. Es ist merkwürdig und auch unheimlich, wie man sich an Krieg und Kampfhandlungen gewöhnen kann – die Gefahr durch Bombardierungen wirkt weniger beängstigend, denn man lernt einzuschätzen, wie weit entfernt Bomben einschlagen oder wie massiv der Einschlag ist. Deshalb hatte ich vor meiner Abreise weniger Angst, als ich im Januar 2025 das zweite Mal hinfuhr. Die Briefe an meine Kinder lagen noch immer ungelesen im Büro, und ich war mir ziemlich sicher, dass auch diesmal alles gut gehen würde. Einer meiner Söhne war wieder in der Stadt, wo er studiert, und wir tauschten eine kurze Nachricht aus, als ich aufbrach. Auch meine Familie hat jetzt weniger Angst. Wenn es einmal gut gegangen ist, wird es das wohl auch ein zweites Mal.

Ich schaltete den Fernseher ein, als ich im Hotelzimmer in Jordanien ankam und ein paar Stunden entspannen wollte, bevor es in der Nacht weiter nach Gaza ging. »Ein Waffenstillstand steht bevor«, verkündete der Nachrichtensprecher. Auf dem Bildschirm liefen Bilder von jubelnden Menschen in Khan Younis, der Stadt, in die ich zurückkehren würde. Vielleicht wurden unsere Gebete doch erhört? In drei Tagen sollten die Menschen in Gaza endlich wieder aufatmen können. Nach 16 Monaten intensiver Bombardierungen sollten sie eine vorübergehende Pause bekommen. Es bestand Hoffnung, dass sie anhalten könnte.

Ein dumpfer, hohler Schlag war für uns alle zu hören, als das große, runde und schwere Metallstück schnell auf der Steintreppe abgelegt wurde.

»Es landete direkt vor meinen Füßen. Ich hätte sterben können!«, sagte Nafez außer Atem. Er hatte sich noch nicht ganz von dem Schock erholt. Es war kurz nach acht Uhr morgens, und der Waffenstillstand hätte vor einer halben Stunde in Kraft treten sollen. Stattdessen begannen die Kampfjets, wieder tief und direkt über uns zu fliegen. Die Luft zwischen uns vibrierte fast. Der Countdown zum Waffenstillstand, den jemand begonnen hatte, war verstummt. Niemand wagte es mehr, darauf zu hoffen, dass die Bombardements wirklich gestoppt würden.

Da kam Nafez auf uns zu und legte den Inhalt der Tüte auf der Steintreppe vor uns ab. Kurz bevor er sich auf den Weg ins

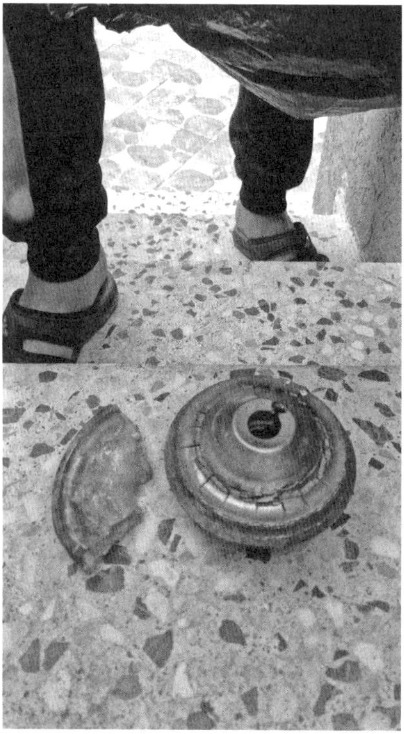

Das Geschoss hätte den Kollegen das Leben kosten können. © Glatz Brubakk

Büro gemacht hatte, war ein großes Teil eines Geschosses durch die Plane geschossen, die die Wände des Plumpsklos bildet – direkt neben dem Zelt seiner Familie. Er wollte nur kurz auf das WC, bevor der Tag richtig losging. Auf dem Weg dorthin, zwischen den Zeltplanen, kam die hübsche Katze, die er für einen Kollegen pflegte, zu ihm und strich ihm um die Beine, um seine Aufmerksamkeit zu gewinnen. Nafez hatte sie aufgenommen, als der Kollege fliehen musste und sich nicht mehr um sie kümmern konnte. Die langhaarige Ragdoll ist unglaublich verschmust und verwöhnt, also bekommt sie Streicheleinheiten, wenn sie darum bittet. So hob Nafez sie auch an diesem Morgen behutsam hoch und kuschelte ein paar Minuten mit ihr, bevor er die Tür zur Toilette öffnete. In diesem Moment war das helle Pfeifen des Geschosses zu hören und das glühend heiße, messerscharfe Metallstück landete direkt vor seinen Füßen. Ohne die Verzögerung durch das Katzenkuscheln hätte Nafez das Geschossteil direkt in den Hals bekommen.

»Ich bin darauf vorbereitet, getötet zu werden, aber nicht mit heruntergelassenen Hosen!«, scherzte er. Aber sein Gesicht war todernst. Nafez war unser Sicherheitsverantwortlicher und war bereits Schüssen von Quadrokoptern entkommen und hatte mehrfach Bombeneinschläge in unmittelbarer Nähe erlebt. 16 Monate lang hatte er einen Schutzengel bei sich gehabt. Und auch jetzt schien sein Schutzengel ganze Arbeit zu leisten: Eine halbe Stunde bevor der Krieg pausieren sollte, war er dem Tod nur knapp entkommen.

Wir vom internationalen Team hatten die Nacht vor dem angekündigten Waffenstillstand in unserem »Safe Room« verbracht. Auf Matratzen auf dem Boden, zusammen mit den Familien zweier Wachleute. Eine der Mütter war so verängstigt, dass wir uns abwechselten, um sie zu beruhigen und ihr beim Atmen zu helfen.

Es gab Gerüchte, dass es Uneinigkeit über die Übergabe von Geiseln gebe und bombardiert würde, um zu zeigen, dass man es ernst meine. Aber die Hoffnung, dass der Waffenstillstand endlich kommen sollte, lebte weiter. Die Kinder rannten aufgeregt im Hinterhof herum. Ein Junge erzählte, wie sehr er sich darauf freue, wieder nach Hause zu kommen und in seinem Zimmer zu schlafen. Niemand hatte das Herz, ihm zu sagen, dass es dieses Zimmer nicht mehr gab. Nur noch einen Haufen zertrümmerter Betonreste und verbogenes Metall.

Als uns endlich die Nachricht erreichte, dass der Waffenstillstand – wenn auch mit ein paar Stunden Verspätung – in Kraft trat, fühlte es sich an, als ob alle kollektiv zum ersten Mal seit über einem Jahr wieder richtig durchatmen. Besorgte Gespräche verwandelten sich in freudiges Geplauder, und ich sah, dass viele authentisch und aufrichtig lächelten – etwas, das ich bei meinem letzten Besuch in Gaza kaum gesehen hatte.

Ich denke oft an diesen Moment. An die Hoffnung, die da geboren wurde, dass meine Kolleginnen und Kollegen und auch die Patientinnen und Patienten wieder anfingen, über eine mögliche Zukunft zu sprechen. Einige wollten Gaza verlassen und ein neues Leben in einem anderen Land beginnen, andere wollten zurück in ihre alten Wohnviertel gehen. Manche, um ihre Häuser wiederaufzubauen, andere, um endlich ihre Angehörigen aus den Trümmern zu bergen. Der Schmerz der Kriegserlebnisse ist etwas, dem niemand in Gaza entkommen kann – aber jetzt konnten sie ins Bett gehen, ohne Angst zu haben, im Schlaf getötet zu werden.

»Whoops-a-daisy«, hörte ich es eines Tages, als ich im Büro sitze und eine Sache mit einer Kollegin bespreche, plötzlich von hinten. Die neunjährige Massa, die ich beim letzten Aufenthalt so gut kennengelernt hatte, rannte mit offenen Armen auf mich zu. In einem wunderschönen traditionellen palästinensischen Kleid nahm sie Anlauf und sprang in meine Arme. Wir drehten uns lachend im Kreis vor dem Gartenschuppenbüro unseres Krankenhauses. Hinter ihr kam ihre Mutter Islam mit dem kleinen Bruder an der Hand. Auch sie bekamen eine lange, innige Umarmung. Eine Kollegin zückte die Kamera und filmte dieses seltene Wiedersehen voller Freude.

Ich konnte meinen Blick kaum von dem kleinen Mädchen abwenden. Ihr dunkles Haar war zu einem schönen Zopf geflochten, sie hatte mehr Farbe im Gesicht als bei unserem letzten Abschied, und der angespannte Ausdruck in ihren Augen war fast verschwunden. Islam lächelte und umarmte mich erneut.

»Es geht uns besser«, sagte sie, noch bevor ich fragen konnte. »Und Massa hat viel weniger Angst als früher.«

Wir hatten sporadisch Kontakt gehabt, während ich weg war, aber das war gar nicht so einfach, da Islam immer noch kein eigenes Smartphone besaß und das ihres Bruders ausleihen und jedes Mal Netz finden musste, um Nachrichten zu empfangen oder zu senden. Und sie nun in den Arm nehmen zu können – das war etwas ganz anderes.

»Ich habe etwas für euch«, kündigte ich an und huschte schnell ins Büro. Dort holte ich ein Exemplar dieses Buches, in dem ihre Geschichte erzählt wird. Ich habe es ins Englische übersetzt und genug Exemplare drucken lassen, damit alle im Team und die Patientinnen und Patienten, die im Buch vorkommen, ein eigenes Exemplar bekommen können. Ich wiederholte meine Dankbarkeit dafür, dass ich ihre Geschichte erzählen durfte. Islam umarmte mich erneut und sagte, sie freue sich darauf, es zu lesen.

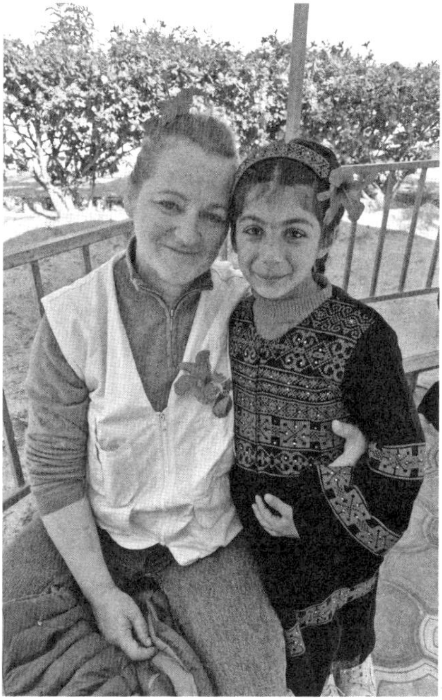

Massa und Katrin © Glatz Brubakk

Die Tage waren arbeitsreich, deswegen konnten wir leider nicht viel Zeit miteinander verbringen. Aber ich schaffte es wenigstens, noch ein paar Runden Whoops-a-daisy mit Massa zu spielen, bevor ich zurück an meine Aufgaben musste.

Zwei Tage später bekomme ich eine Nachricht von Islam: »Danke, dass du mit so viel Wärme schreibst. Ich hoffe, die ganze Welt liest es, damit niemand uns vergisst.«

Es ist lange her, dass ich etwas von Massas Mutter gehört habe. Dass meine letzte Nachricht im Messenger immer noch nur einen einzelnen Haken hat – gesendet, aber nicht gelesen –, bereitet mir Sorgen. Massas Mutter hatte es geschafft, ein eigenes Zelt für die kleine Familie zu beschaffen, denn als der Waffenstillstand kam, gab es nicht nur wieder mehr Lebensmittel auf dem Markt, sondern auch Ausrüstung. Jetzt musste die kleine Familie nicht mehr so beengt mit der Familie von Islams Bruder leben. Islam war so stolz, als würde sie in eine Villa einziehen – nach über einem Jahr wollten sie sich endlich etwas Eigenes aufbauen. Zwar mit Wänden, die im Wind flattern, ohne Strom oder Heizung in den kalten Winternächten – aber es war ihres.

Wo sind sie jetzt? Atmen sie noch?

Seit zehn Jahren reise ich zwischen dem sicheren Norwegen und verschiedenen Krisengebieten hin und her. Mit insgesamt 21 Einsätzen habe ich eine Methode gefunden, zu Hause richtig anzukommen und auch mental anwesend zu sein, wenn ich aus einem Einsatz zurückkomme. Nach meinem zweiten Aufenthalt in Gaza gelingt es mir nicht. Die verzweifelten Nachrichten von Freundinnen, Freunden, Kolleginnen und Kollegen in Gaza lassen mich nicht los. Ich mache mir so viel Sorgen um sie. Fehlende Nachrichten wiederum bereiten eine andere Art von Sorge.

Dass sich die Lage seit dem Bruch des Waffenstillstands am 18. März 2025 zu einer humanitären Apokalypse entwickelt hat – mit intensiverer Bombardierung als je zuvor und einer fast drei Monate währenden vollständigen Blockade aller Hilfsgüter und Lebensmittel –, macht es mir unmöglich, im Hier und Jetzt zu sein und meine Gedanken auf mein Leben in Norwegen zu fokussieren. Dass schließlich Mitte Mai einige Lastwagen mit Hilfsgütern nach elf viel zu langen Wochen durchgelassen wurden, hilft nicht viel. Das Essen wird von einem bewaffneten amerikanischen Söldner verteilt, und viele Menschen, Erwachsene sowie Kinder, werden schon in der Warteschlange erschossen. Das extreme Leiden geht weiter.

Ich glaube nicht, dass ich im Moment besonders leicht zu ertragen bin. Ich bin gedanklich abwesend und gestresst. Das Einzige, was ich mir wünsche, ist, nach Gaza zurückzukehren. Für meine Kolleginnen und Kollegen da zu sein, mit ihnen in Solidarität auszuharren. Zeugin zu sein und erzählen zu können, wie das humanitäre Völkerrecht täglich gebrochen wird, immer mehr unschuldige Kinder sterben und Krankenhäuser systematisch bombardiert werden.

Mein Kollege Balousha, der psychiatrische Krankenpfleger, strahlte, als er mir im Januar das neue Jobangebot zeigte. Ein Krankenhaus in London hatte ihm einen festen Arbeitsvertrag angeboten.

»Jetzt müssen nur noch die Grenzen geöffnet werden«, sagte er – hoffnungsvoller, als ich ihn je gehört hatte. Durch den Waffenstillstand schien das in den Bereich des Möglichen zu rücken. Er wischte auf seinem Handy von Bild zu Bild, als wolle er sowohl mich als auch sich selbst davon überzeugen, dass die Chance greifbar sei – wenn nur der Waffenstillstand hielte. Sein einziger Traum ist es, seinen drei Kindern eine Zukunft zu ermöglichen, in der sie zur Schule gehen, ohne Angst vor Bomben leben und reisen können, wohin sie wollen.

»Wir sehen uns in London«, sagte ich beim Abschied. »Wir sehen uns in London«, antwortete Balousha. »Ich hoffe, es wird bald sein.«

Der Vertrag setzte voraus, dass er Gaza bis Ende März hätte verlassen sollen. Doch der Bruch des Waffenstillstands mit massiven Bombardierungen zerstörte diese Hoffnung. Die Nachrichten von Balousha sind nun geprägt von Verzweiflung und dem Gefühl, innerlich zu sterben.

»Wir leben unter völlig unmenschlichen Bedingungen. Schon das Mindeste an Nahrung zu beschaffen, ist ein Kraftakt, und das Einzige, was wir noch bekommen, ist Dosenfutter. Wir sind körperlich und seelisch total erschöpft – ich weiß nicht, ob wir das hier überleben«, schreibt er.

Als ich das erste Mal in Gaza war, suchte ich gezielt nach Hoffnung. Und ich fand Lichtblicke. Als ich das zweite Mal dort war, wuchs die Hoffnung auch bei anderen langsam. Aziza, die bei unserem ersten Treffen tief deprimiert war, weil sie sich damals allein auf der Straße durchschlagen musste, hatte mir schon vor meiner Rückkehr mehrere Nachrichten geschickt, dass sie begonnen hatte, ehrenamtlich als Lehrerin zu arbeiten. Sie schickte Bilder und kurze Videos aus dem Unterricht.

»Wie du siehst, ist das Klassenzimmer unter einem eingestürzten Dach, und ich muss über Trümmerhaufen klettern, um dorthin zu kommen. Aber die Kinder sind wissbegierig und wollen lernen«, schrieb sie. Und als wir uns im Januar 2025 wiedersahen, zeigte sie mir noch mehr Fotos. Sie strahlte und erzählte, dass sie einen neuen Sinn im Leben gefunden habe.

Das ist jetzt vorbei. Die Videos zeigen nun Bombenkrater direkt neben ihrem Zelt, es gibt keine Kinder mehr, die genug Kraft zum Lernen hätten, und die Tage bestehen nur noch darin, etwas für die einzige Mahlzeit des Tages aufzutreiben. Azizas Gesicht ist eingefallen. Es ist schmerzhaft, ihre Sprachnachrichten zu hören, wenn sie vor Angst weint, während Bomben ganz in der Nähe einschlagen. Ich wünschte so sehr, ich wäre dort.

Die Sprachnachrichten, die Aziza mir in der momentanen Situation schickt, stehen im starken Kontrast zur Freude meiner Kolleginnen und Kollegen, als ich mit einer riesigen Tasche voller neu gestrickter Babymützen aus Wolle im Januar in Gaza ankam. Kurz vor meiner Abreise Anfang 2025 kam die Nachricht, dass acht Neugeborene in den Zelten in Gaza erfroren waren. Nachts ist es dort im Winter etwa acht bis zehn Grad kalt, und Regen dringt in die provisorischen Unterkünfte. Mit zu wenig Decken oder irgendeinen Stoff zum Einwickeln und ohne Mützen konnten die kleinen Körper die Wärme nicht halten. Die Kleinen waren kalt, blass und atmeten nicht mehr, als ihre Eltern sie im Morgengrauen hochheben wollten.

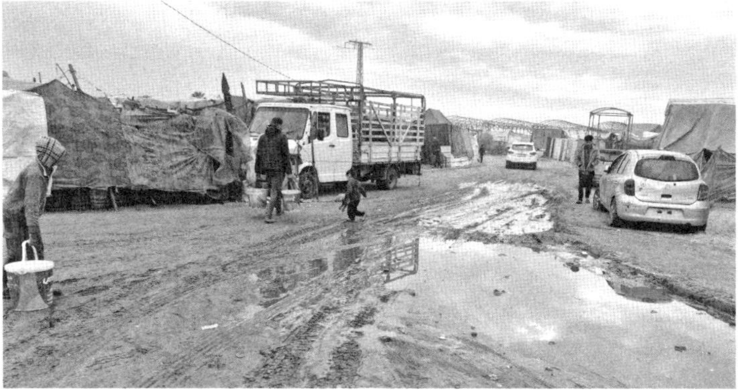

Die improvisierten Zelte halten dem Regen nicht stand und schützen kaum vor Kälte. © Glatz Brubakk

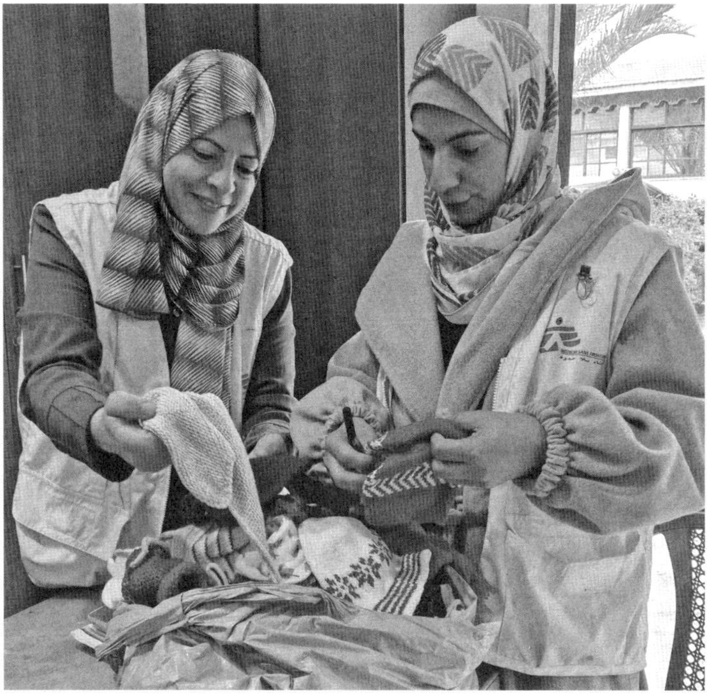

Stehen für Hilfsbereitschaft – die Mützen, die Norwegerinnen für die Kleinsten in Gaza gestrickt haben. © Glatz Brubakk

Ein einfacher Post auf Instagram und Facebook hatte dazu geführt, dass mein Wohnzimmer innerhalb einer Woche mit über 4 000 Babymützchen gefüllt war. Überall im Land hatten Menschen zu den Stricknadeln gegriffen. Eine ältere Dame erzählte, dass sie die ganze Nacht durchgestrickt hatte, um rechtzeitig fertig zu werden. Die Mützen wärmten nicht nur die kleinen Babykörper, denen wir sie überziehen konnten. Sie wärmten auch die Herzen – zuerst die von meinen Kolleginnen und Kollegen, die sie jubelnd entgegennahmen, und auch meins, weil ich gesehen hatte, wie groß die Hilfsbereitschaft war.

Die Stimmung auf der Station war an einem Februartag ungewöhnlich heiter. Die Ärztinnen und Ärzte wirkten beschwingter als sonst, und meine Kollegin in der Psychologie, Sabah, kommt mit einem Lächeln ins Büro.

»Hast du gehört? Miral wird heute entlassen!«

Miral war Mitte zwanzig und wurde von einem Krankenhaus in Nord-Gaza zu uns verlegt. Über Monate war der Transport zwischen Nord und Süd unmöglich gewesen, und der Zugang zu Nahrung für die Eingeschlossenen im Norden war minimal. Deshalb heilte auch Mirals schwere Oberschenkelwunde nicht. Fast ein halbes Jahr lang lag sie stationär im Krankenhaus im Norden Gazas. Die Wunde war immer noch weit offen, und Miral wurde immer dünner. Wunden heilen schlichtweg nicht, wenn man sich nicht ausreichend ernähren kann. Miral wog bei ihrer Aufnahme bei uns im Nasser-Krankenhaus 29,5 Kilo.

»Komm mit, du musst sie kennenlernen«, sagte Sabah aufgeregt. Sie erzählte mir, wie Miral zugenommen habe, seit sie bei uns Spezialnahrung erhielt, und dass die Wundheilung sich seitdem deutlich verbessert habe. Jetzt war Miral so weit genesen, dass sie nach Hause durfte – und meine Kolleginnen und Kollegen feierten das.

Noch lag die junge Frau in ihrem Bett. Sie streckte mir eine Hand entgegen, um mich zu begrüßen. Doch obwohl meine Kollegin sich über die Gewichtszunahme freut, ist der Arm immer noch sehr mager. Die Waage zeigte inzwischen zwar 37 Kilo, aber bei einer Körpergröße von rund 1,65 Metern ist das weiterhin sehr wenig. Doch es reichte für den Körper, um mit dem Heilungsprozess beginnen zu können.

Das kleine Netz mit allem, was sie besaß, war gepackt, bereit für den Aufbruch. Miral drehte sich vorsichtig im Bett und schwang langsam die Beine über die Bettkante. Ihr Mann bot ihr seinen starken Arm, auf den sie sich bei ihrem Versuch aufzustehen stützen konnte. Sabah hakte sie am anderen Arm unter, und gemeinsam führten sie sie hinaus aus der Station, die Treppe beim Ambulanzbereich hinunter und hinaus auf die belebte Straße davor.

Ich denke oft an Miral. Seit dem 2. März kam fast drei Monate lang nichts über die Grenze nach Gaza. *Nichts*. Keine Lebensmittel, kein Wasser, keine medizinische Ausrüstung oder Medikamente. Die wenigen Lkw, die schließlich Mitte Mai reingelassen wurden, können nur so beschrieben werden: viel zu wenig, viel zu spät. Die UN hatte länger vor einer Hungerkatastrophe gewarnt. Bis heute hat niemand einen genauen Überblick darüber, wie viele Menschen in Gaza bereits verhungert sind. Die Schwächsten trifft es am härtesten, und sie sterben zuerst. Kranke Kinder, kranke Erwachsene. Und jene, die vorher schon stark untergewichtig waren.

Meine Gedanken sind überhaupt sehr oft bei den Menschen in Gaza. Bei Ali, der eine schwere Verletzung an Kopf und Nacken erlitt, als er in den Trümmern spielte. Eine nicht detonierte Bombe explodierte, und seine Spielkameradin überlebte nicht. Selbst während des Waffenstillstands traute er sich nicht, neuen Menschen zu begegnen, ohne ein Spielzeuggewehr als Schutz vor sich zu halten.

Ich denke an Ziad. Der gestresste Zweijährige, der nie zur Ruhe kam und öfters seine Haare ausriss, wenn ihm etwas Angst machte. Der im Schlaf aufschrie, weil ihn der Bombenanschlag, bei dem seine Beine sehr schwer verletzt worden waren, bis in seine Träume verfolgte.

Ich denke an die kleine Kefaya, drei Jahre alt, deren Mutter sie nur »mein kleines Koalabärchen« nannte. Wir begegneten uns auf dem Flur der Station für Brandverletzte. Das Mädchen schaute mich neugierig an, aber als ich ihr zu nah kam, klammerte sie sich fest an ihre Mutter und begann zu weinen. Zu nah – das waren in diesem Fall immer noch etwa zwei Meter. Die Mutter und ich mussten uns mit Abstand unterhalten, damit Kefaya sich wieder beruhigte.

»Ich nenne sie mein Koalabärchen, weil sie mich nie loslässt«, erzählte mir die Mutter. Mit einem Doktortitel und langjähriger Erfahrung in der akademischen Welt fiel es ihr leicht, Englisch zu sprechen.

»Ich kann nicht einmal zur Toilette gehen, ohne dass sie sich an mein Bein klammert. Sie schreit nachts, wenn ich nicht dicht neben ihr liege. Und niemand außer mir darf ihr zu nahe kommen.«

Die Beschreibungen der Mutter bestätigten das, was ich sah: ein Kind, das chronisch verängstigt war und nie zur Ruhe kam. Die Angst nahm ihr die Möglichkeit zu spielen, zu erkunden oder andere Kinder kennenzulernen. All ihre körperliche Kraft ging dafür drauf, sich festzuklammern, und all ihre seelische Kraft brachte sie auf, um dafür zu sorgen, ihre Mutter nicht zu verlieren.

»Was ist passiert?«, fragte ich, während ich versuchte, über Blickkontakt auch mit Kefaya eine Verbindung aufzubauen – mit wenig Erfolg.

»Sie wurde bei einem Angriff in Nord-Gaza verletzt und kam dort ins Krankenhaus. Danach war sie schon etwas schreckhafter, aber insgesamt ging es verglichen mit heute eigentlich ganz gut. Doch wir hatten nicht genug zu essen, und ihre kleine Schwester wurde krank und starb schließlich an Unterernährung. Ich konnte nichts tun«, sagte die Mutter leise und richtete den Blick zu Boden.

Dass sie zum Koalabärchen geworden war, war Kefayas Überlebensstrategie. Sie hatte jemanden verloren, den sie liebte – und jetzt klammerte sie sich an ihre Mutter, um nicht auch sie zu verlieren. Leider lernte ich sie ganz am Ende meines Aufenthalts kennen, sodass ich weder dem kleinen Mädchen noch der Mutter wirklich helfen konnte. Aber das Bild ihrer schneeweißen Fingerknöchel, so sehr hatte sie sich festgeklammert, werde ich nie vergessen.

Ich hoffe, die beiden leben noch.

Es ist diese Angst, die mich nicht loslässt. Haben sie überlebt? Wird die nächste Nachricht, die eintrifft, eine Todesnachricht von jemandem, den ich kenne und ins Herz geschlossen habe, sein? Diese Angst lebt wie eine konstante Unruhe in mir und macht es mir schwer, mich zu konzentrieren. Und sie vermischt sich mit Trauer über das Leid. Mit Wut über das Unvermögen der Welt einzugreifen. Mit Verzweiflung darüber, wie wenig ich tun kann, solange ich so weit entfernt bin. Meine Kolleginnen und Kollegen und Patientinnen und Patienten sind Menschen wie du und ich. Mit Träumen, wie auch wir sie haben. Sie lieben ihre Kinder genauso wie wir unsere. Sie schlafen aber wieder mit Hijab und Schuhen, falls sie nachts im Schlaf getötet werden. Sie leben weiter in der Angst, dass ihre Familien ausgelöscht werden könnten, während sie selbst gerade arbeiten oder versuchen, Lebensmittel aufzutreiben. Viele haben sich fast schon mit einem frühen Tod abgefunden, weil um sie herum nur noch Tod herrscht. Und einige, wie Hafez, denken, dass es besser sei zu sterben, als dieses Leiden weiter ertragen zu müssen.

Jetzt töten die Bomben dreifach. Zuerst direkt durch die Einschläge. Einige davon sind so stark, dass alles – ganze Gebäude, Betten, Einrichtungen, Spielzeug und auch Menschen – pulverisiert wird oder Kinder so stark verkohlen, dass sie schwer zu identifizieren sind. Aber sie töten auch indirekt. Der Mangel an Medikamenten und medizinischem Material ist schon lange gravierend, aber nachdem das Medikamentenlager des Nasser-Krankenhauses bombardiert worden war, bezeichnete der Krankenhausdirektor dies als ein Todesurteil für einen Teil der Patientinnen und Patienten. Meine Kolleginnen und Kollegen müssen Menschen sterben lassen, die sie hätten retten können, weil es an allem mangelt. Medikamente, Skalpelle zum Operieren, Bandagen und Blutkonserven für Blutübertragungen. In der Notaufnahme gibt es jetzt eine eigene Ecke, wo schwer verletzte Kinder zum Sterben untergebracht werden. Kinder, die unter normalen Umständen hätten weiterleben können.

Die Bomben sorgen aber auch dafür, dass uns Personell fehlt. Über 1400 Helferinnen und Helfer wurden während des Krieges – Stand Juni 2025 – getötet. Einige von ihnen wurden sogar hingerichtet, mit einem Schuss in den Nacken. Das gesamte Gesundheitssystem ist buchstäblich in die Knie gezwungen. Da wirken ein paar Lastwagen mit sterilen Handschuhen und Verbandsmaterial wie ein Schlag ins Gesicht. Ich kann nicht begreifen, dass wir, als Weltgesellschaft, das zulassen. Wir können nicht sagen, wir hätten es nicht gewusst. Dieser Albtraum, die Kriegsverbrechen an Zivilistinnen und Zivilisten, ist gut dokumentiert. Die UN, Amnesty International, Ärzte ohne Grenzen und viele andere Organisationen haben Bericht um Bericht veröffentlicht, in denen sie belegen, wie Kinder, Frauen und zivile Männer bombardiert, ausgehungert und verbrannt werden. Wir können es alle live sehen. Und doch lassen wir es geschehen.

Einige werden überleben, aber nie mehr so leben können wie zuvor. Dafür sind die psychischen Wunden zu tief. Jeden Tag entstehen neue Traumata, die sie sowohl im Schlaf als auch im wachen Zustand verfolgen werden. Die Kinder erleiden außerdem kognitive Schäden durch den Krieg, die ihnen das Erwachsenenleben schwer machen werden. Niemand, absolut niemand, geht unversehrt aus diesem Krieg.

Meine Freundin und Kollegin Hanan, Laborleiterin, bringt eigentlich keine langen Nachrichten mehr zustande. Sie trauert, ist verzweifelt und am Ende ihrer Kräfte. Aber als ich sie frage, was sie der Welt sagen möchte, schreibt sie mir:

»Ich war früher eine starke und zielstrebige Frau. Ich hatte immer einen klar strukturierten Kopf und konnte Aufgaben gut priorisieren. Ich fand Lösungen und wusste, was zu tun war. Ich war diejenige, die andere in Krisen unterstützt hat. Die Kolleginnen und Kollegen Kraft gegeben hat, aber vor allem der Familie.

Ich hatte mir ein anderes Leben vorgestellt. Ich träumte davon, dass meine Söhne eine gute Ausbildung erhalten und einen Beitrag zur Gesellschaft leisten würden. Ich baute mein Traumhaus und stellte mir vor, dass meine Söhne in der zweiten und dritten Etage wohnen würden – so, wie wir es in Gaza tun. Ich war standhaft, mit klarem Blick und realistischen Plänen, und ich habe hart dafür gearbeitet, um sie zu erreichen.

Ich habe ein hartes Leben geführt, aber ich sah einem ganz anderen Ende entgegen als dem jetzigen … Ich floh vor dem Golfkrieg, ich verlor meine Mutter, ich wurde vom Medizinstudium ausgeschlossen, weil ich Palästinenserin bin. Ich begann wieder bei null, als ich nach Gaza zurückkehrte. Ich habe mir alles neu aufgebaut – und mich selbst neu aufgebaut. Aber jetzt … Ich bin kraftlos und traumatisiert an Körper und Seele. Ich bin eine hilflose Zeugin, wie die Zukunft meiner Söhne zerstört wird. Wie ihnen grundlegende Rechte genommen werden – sie haben keinen Frieden, keine Nahrung, keinen Ort zum Leben und keine Bildung. Keine Zukunft. Und sie könnten in jedem Moment sterben.«

Trondheim, Juli 2025

DANKE

Der allergrößte Dank gebührt meinen palästinensischen Kolleginnen und Kollegen in Gaza. Ihr seid die Heldinnen und Helden in diesem Albtraum. Danke, dass ihr nicht aufgebt. Danke für die guten Umarmungen und Gespräche. Und danke, dass ich eure Geschichten erzählen darf.

Das internationale Team hat es mir leicht gemacht, als Kriegsanfängerin Fuß zu fassen, und mir geholfen, wenn ich mich verloren fühlte. Danke für die guten Diskussionen, den Trost und die lustigen Gespräche.

Die Idee zu diesem Buch wurde, als ich noch in Gaza war, geboren. Das Buch in weniger als einem Monat zu schreiben und fertigzustellen, war eine verrückte Idee. Aber danke an den norwegischen Lektor und den Verlag, die mich glauben ließen, es sei möglich.

Guro Kulset Merakerås – dass dieses Projekt überhaupt Realität wurde, ist nicht zuletzt dir zu verdanken. Du warst mein Kontakt zum Verlag, als ich im Einsatz war, und du hast das Manuskript mit klugem Blick gelesen.

Meinen Kolleg*innen im norwegischen Büro von Ärzte ohne Grenzen, Lindis Hurum, Silje Grytten, Kristian Müller, Bjørn Ivar Voll und Anna Fliflet: Herzlichen Dank dafür, dass ihr den Text mit eurem fundierten und erfahrenen Blick gelesen habt. Auch herzlichen Dank an Malte Mühle bei Ärzte ohne Grenzen in Deutschland fürs Durchlesen und für die klugen Kommentare und an das ganze Communication Team für die Unterstützung und Promotion.

Herzlichen Dank an Claudia Sabic für ein hervorragendes Lektorat und an den ganzen Westend Verlag für die Unterstützung bei der Übersetzung und der Fertigstellung der deutschen Ausgabe.

Und schließlich komme ich zu den Menschen, mit denen ich das Buch beginne – den drei wichtigsten in meinem Leben: Lars, Erlend und Emil. Ohne euch hätte ich keinen Halt, wenn ich für einen Einsatz aufbreche. Ohne euch hätte ich nichts, zu dem ich zurückkehren könnte. Ohne euch könnte ich die Arbeit, die ich liebe, nicht machen. Ihr hättet einen Nobelpreis für eure Geduld verdient. Von Herzen danke ich euch.

WEITERFÜHRENDE LITERATUR

Abulhawa, Susan: *Während die Welt schlief.* München 2023.
Black, Ian: *Enemies and Neighbours. Arabs and Jews in Palestine and Israel. 1917–2017.* London 2017.
Bortolotti, Dan: *Hope in Hell. Inside the World of Doctors Without Borders.* Richmond Hill 2010.
Fosse, Erik/Gilbert, Mads: *Eyes in Gaza.* Dublin/London 2010.
Hessel, Stéphane: *Empört euch!* Berlin 2011.
Khalidi, Rashid: *Der Hundertjährige Krieg um Palästina. Eine Geschichte von Siedlerkolonialismus und Widerstand.* Zürich 2024.
Oren, Michael B.: *Six Days of War. June 1967 and the Making of the Modern Middle East.* Oxford 2002.
Oz, Amos: *Eine Geschichte von Liebe und Finsternis.* Berlin 2016.
Pappe, Ilan: *Die vergessenen Palästinenser. Die Geschichte der Palästinenser in Israel.* Neu-Isenburg 2025.
Ramsauer, Petra: *Nahost verstehen. Wie eine Region die Welt in Atem hält.* Wien 2024.
Schneider, Richard C.: *Die Sache mit Israel: Fünf Fragen zu einem komplizierten Land.* München 2023.
Shehadeh, Raja: *Was befürchtet Israel von Palästina? Von der Hoffnung auf einen gerechten Frieden.* Neu-Isenburg 2024.
Shlaim, Avi: *The Iron Wall. Israel and the Arab World.* London 2014.
Stalsberg, Linn: *Krieg ist Verachtung des Lebens. Ein Essay über Frieden.* Zürich 2025.
Wolffsohn, Michael: *Wem gehört das Heilige Land? Die Wurzeln des Streits zwischen Juden und Arabern.* München 1992.

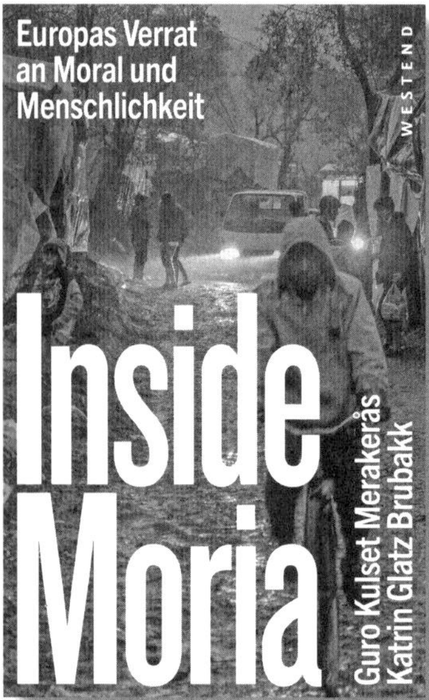

ISBN 978-3-86489-436-7
EUR 26,00 / EUA 26,80

Das Flüchtlingslager Moria ist zum traurigen Symbol für den Umgang der EU mit der sogenannten »Flüchtlingskrise« geworden. Die Kinderpsychologin Katrin Glatz Brubakk hat dort zwischen 2015 und 2023 regelmäßig als Helferin gearbeitet und das Leben der Menschen im Lager dokumentiert. Untermalt mit ausdrucksstarken Schwarz-Weiß-Fotografien und einer vierfarbigen Fotostrecke wird erstmals der Alltag der Menschen, die in Moria lebten, sichtbar gemacht. Kurze Einschübe erörtern zusätzlich die Folgen der durchlebten Traumata für die Schutzsuchenden aus psychologischer Sicht. Was macht es mit Menschen, die trauern, wenn um sie herum die meisten anderen ebenfalls trauern? Wie gehen Kinder mit Verlust um? Und welche Rolle spielt Hoffnung?

Katrin Glatz Brubakk und ihre Co-Autorin, die norwegische Journalistin Guro Kulset Merakerås, ordnen die erschütternden Beobachtungen in einen politischen und historischen Zusammenhang ein, der einen schonungslosen Einblick in eines der dunkelsten Kapitel der europäischen Zeitgeschichte öffnet und dabei vor allem die größten Verlierer in allen Kriegen und Krisen in den Blick nimmt: die Kinder.

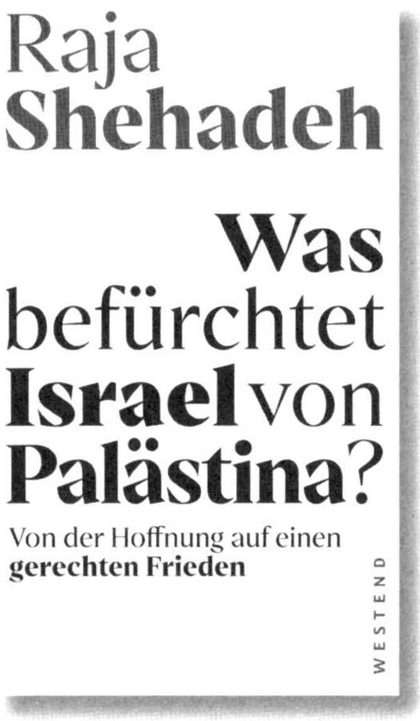

ISBN 978-3-86489-473-2
EUR 15,00 / EUA 15,50

Eine erschütternde Reflexion über das Versagen der Konfliktparteien im Nahost-Konflikt, einander als Gleichberechtigte zu behandeln, als Partner auf dem Weg zum Frieden, anstatt als Feinde und Völkermörder. Nach der Gründung des Staates Israel im Jahr 1948 kam es zur Nakba (arab. »Katastrophe«): die Vertreibung des palästinensischen Volkes, die Bruchlinien schuf, welche bis heute fortbestehen. In den folgenden Jahrzehnten, während die Berliner Mauer fiel und Südafrika die Apartheid abschaffte, lehnten die israelische Regierung und die PLO jede Gelegenheit zur Aussöhnung ab.

Raja Shehadeh, Menschenrechtsanwalt und Palästinas größter lebender Schriftsteller, zeigt auf, dass dies trotzdem nicht bedeutet, dass die beiden Nationen nicht als Partner auf dem Weg zum Frieden zusammenarbeiten können. Im Gegenteil: Wenn dieser gewaltsam ausgetragene Konflikt enden soll, müssen beide Seiten gegen ihre Extremisten kämpfen.

In seinem beobachtenden Stil öffnet dieses Werk eine neue Perspektive in einer Zeit großer Not.